Kathrin Anselm

Körperliche Symptome ohne ausreichenden Organbefund in China

Kathrin Anselm

Körperliche Symptome ohne ausreichenden Organbefund in China

Eine Pilotstudie zu Symptomattributionen und Behandlungszufriedenheit in der Psychosomatischen Ambulanz des Dong Fang-Krankenhauses Shanghai

Südwestdeutscher Verlag für Hochschulschriften

Imprint

Any brand names and product names mentioned in this book are subject to trademark, brand or patent protection and are trademarks or registered trademarks of their respective holders. The use of brand names, product names, common names, trade names, product descriptions etc. even without a particular marking in this work is in no way to be construed to mean that such names may be regarded as unrestricted in respect of trademark and brand protection legislation and could thus be used by anyone.

Publisher:
Südwestdeutscher Verlag für Hochschulschriften
is a trademark of
Dodo Books Indian Ocean Ltd., member of the OmniScriptum S.R.L Publishing group
str. A.Russo 15, of. 61, Chisinau-2068, Republic of Moldova Europe
Printed at: see last page
ISBN: 978-3-8381-2379-0

Zugl. / Approved by: Freiburg, Uni, Diss., 2010

Copyright © Kathrin Anselm
Copyright © 2011 Dodo Books Indian Ocean Ltd., member of the OmniScriptum S.R.L Publishing group

Vorwort

Wie erklärt sich der Mensch die Welt, in der er lebt? Wie erklärt er sich Phänomene in seiner Umwelt und an sich selbst? Und welchen Einfluss haben diese Erklärungen auf sein Verhalten und seine sozialen Interaktionen? Dies sind die Fragen, auf deren Hintergrund sich die vorliegende Arbeit mit dem Thema der Erklärungsmodelle von Patienten mit körperlichen Symptomen ohne ausreichenden Organbefund beschäftigt. Es werden mögliche Einflussfaktoren aus der Sicht von Patienten und ihrer behandelnden Ärzte untersucht und die Frage erörtert, ob eine Übereinstimmung der Erklärungsmodelle einen Einfluss auf die Einschätzung der Qualität der persönlichen Beziehung und der Behandlung hat.

Um diese Frage umfassender zu beantworten und um der Komplexität kultureller und individueller Einflussfaktoren auf die Entstehung von Krankheitsmodellen gerecht zu werden, wurden neben dieser Arbeit weitere Studien in anderen medizinischen Abteilungen und anderen chinesischen Städten durchgeführt. Weiterhin ist ein Vergleich mit deutschen Patientenkollektiven geplant.

Die vorliegende Arbeit untersucht Krankheitsattributionen und die Arzt-Patient-Beziehung sowie mögliche soziodemografische Einflussfaktoren, die Anzahl und Art berichteter Symptome und Hinweise auf psychiatrische Komorbidität in einem Kollektiv von 28 Patienten in der Psychosomatischen Ambulanz des Dong-Fang-Krankenhauses Shanghai.

Inhaltsverzeichnis

Verzeichnis der Tabellen und Abbildungen 6
Verzeichnis der Abkürzungen und des Anhangs 7

1. Einleitung 9

1.1 Definition der somatoformen Störungen 9
1.2 Die Bedeutung für den Arzt, den Patienten und das ökonomische System 10
1.3 Epidemiologie der somatoformen Störungen 11
1.4 Krankheitsmodelle und ihre Entstehung 12
1.5 Kulturspezifität und Komplexität der somatoformen Störungen 13
1.6 Unterschied zwischen östlicher und westlicher Medizin 14
1.7 Somatisierung in China und *Shenjing Shuairuo (SJSR)* 15
1.8 Die Arzt-Patient-Beziehung 16
1.9 Eigene Fragestellung und Hypothesen 17

2. Material und Methoden 19

2.1. Zeitlicher Ablauf 19
2.2 Setting 20
2.3 Patienten und Rekrutierung 21
2.3.1 Übersicht 21
2.3.2 Ablauf 21
2.3.3 Übersicht der Ein-und Ausschlusskriterien 22
2.4 Messinstrumente 22
2.4.1 Übersetzung 22
2.4.1 Übersicht der Messinstrumente und ihrer Funktion 23
2.4.2 Fragebögen für Patienten 24
    2.4.2.1 Screening / SOMS (Screening for Somatoform Symptoms) 24
    2.4.2.2 Information und Einverständnis 26
    2.4.2.3 Soziodemografische Daten 26
    2.4.2.4 HADS (Hospital Anxiety and Depression Scale) 26
    2.4.2.5 IPQ (Illness Perception Questionnaire): Fragebogen zu Krankheitsursache und Behandlung 27
    2.4.2.6 CARE (Consultation and Relational Empathy) 28
    2.4.2.7 Fragebogen zu Behandlungsprozess und –ergebnis 28
2.4.3 Fragebögen für Ärzte 29
    2.4.3.1 Information 29
    2.4.3.2 Fragebogen zu Behandlungsprozess und –Ergebnis 29
    2.4.3.3 IPQ (Illness Perception Questionnaire): Fragebogen zur Krankheitsursache, Diagnose und Behandlung 30
2.5 Statistische Auswertung 30

2.6 Fehlende Daten	31
2.6.1 Übersicht	31
2.6.2 Umgang mit den fehlenden Daten	32

3. Ergebnisse 33

3.1 Soziodemografische Daten	33
3.2 Mit welchen körperlichen und seelischen Symptomen und Beschwerden präsentieren sich die Patienten?	35
3.2.1 SOMS	35
3.2.1.1 Anzahl positiver Antworten	35
3.2.1.2 Die fünf häufigsten Symptome	37
3.2.1.3 Die fünf seltensten Symptome	37
3.2.1.4 Einteilung der Symptome nach ICD-10 und DSM-IV-	38
3.2.1.5 Ergänzende Fragen	39
3.2.2. HADS (Hospital Anxiety and Depression Scale)	39
3.3 Welche ursächlichen Erklärungen für die Symptome existieren bei den Patienten und ihren behandelnden Ärzten?	41
3.3.1 IPQ und Behandlungserwartung der Patienten	41
3.3.1.1 Bewertung der Einflussfaktoren	42
3.3.1.2 Die drei häufigsten Ursachen (offene Zusatzitems)	43
3.3.1.3 Vom Patienten erwartete oder erwünschte Therapie	44
3.3.2 IPQ, Diagnose und Therapie, Arzt	45
3.3.2.1 Bewertung der Einflussfaktoren	45
3.3.2.2 Diagnosen	46
3.3.2.3 Die drei häufigsten Ursachen aus Sicht des Arztes (offene Zusatzitems)	47
3.3.2.4 Vom Arzt empfohlene oder durchgeführte Therapie	47
3.4 Inwieweit stimmen die Erklärungsmodelle von Ärzten und Patienten überein?	48
3.4.1 Ergebnisse des IPQ-Vergleichs	48
3.4.1.1 Korrelierende und übereinstimmende Items	48
3.4.1.2 Attributions-Kategorien	49
3.5 Wie zufrieden sind die Ärzte und Patienten mit der Behandlung?	50
3.5.1 CARE (Consultational and Relational Empathy)	50
3.5.2 Fragebogen zu Behandlungsprozess und –ergebnis	51
3.5.2.1 Fragen zur vorherigen Behandlung	52
3.5.2.2 Fragen zur jetzigen Behandlung	52
3.5.3 Zufriedenheit mit der Behandlung aus Sicht des Arztes	53
3.5.4 Behandlungszufriedenheit von Arzt und Patient im Vergleich	54
3.5.4.1 Korrelation der Fragen zur Behandlungszufriedenheit	54
3.5.4.2.Vergleich der einzelnen Fälle	54

3.6 Hat eine Übereinstimmung des Erklärungsmodells von Arzt und Patient   56
einen Einfluss auf die Zufriedenheit des Patienten mit der Behandlung?
3.6.1 IPQ-Differenz und Behandlungszufriedenheit   56
3.6.2 IPQ-Differenz und mögliche Einflussfaktoren   58
3.6.3 Behandlungszufriedenheit und mögliche Einflussfaktoren   59

4. Diskussion   62

4.1 Somatisierung in der chinesischen Kultur?   62
4.2 Einschränkungen der Untersuchung   63
4.3 Soziodemografische Daten, Symptome und Komorbidität des   64
Patientenkollektivs
4.4 Symptomattribution von Ärzten und Patienten   67
4.5 Zufriedenheit mit der Behandlung und der ärztlichen Empathie   68
4.6 Der Einfluss der Symptomattributionen auf die Behandlungszufriedenheit   70
4.7 Zukünftige Forschung   73

5. Zusammenfassung   75
6. Literaturverzeichnis   77
7. Anhang   79

Verzeichnis der Tabellen und Abbildungen

Tabelle 1: Fragebögen und Funktion, Patient
Tabelle 2: Fragebögen und Funktion, Arzt
Tabelle 3: Fehlende Daten
Tabelle 4: Soziodemografische Daten
Tabelle 5: Vorherige Diagnosen und bisherige Therapie
Tabelle 6: Häufigkeit der Arztbesuche und Dauer der Beschwerden
Tabelle 7: Symptome im SOMS
Tabelle 8: Die fünf häufigsten Symptome
Tabelle 9: Die fünf seltensten Symptome
Tabelle 10: Symptomgruppen nach ICD-10
Tabelle 11: Symptomgruppen nach DSM-IV-
Tabelle 12: Ergänzende Fragen zu Symptomen
Tabelle 13 a und b: Ergebnisse IPQ, Patienten
Tabelle 14: IPQ – offene Zusatzitems, Patienten
Tabelle 15 a und b: Ergebnisse IPQ, Arzt
Tabelle 16: IPQ – offene Zusatzitems, Arzt
Tabelle 17: Korrelierende IPQ-Items
Tabelle 18: Attributions-Kategorien
Tabelle 19: Ergebnisse CARE
Tabelle 20: Fragen zur vorherigen Behandlung, Patient
Tabelle 21: Fragen zur jetzigen Behandlung, Patient
Tabelle 22: Fragen zur Behandlung, Arzt
Tabelle 23: Korrelation der Fragen zur Behandlungszufriedenheit
Tabelle 24 a und b: IPQ-Differenz und Behandlungszufriedenheit
Tabelle 25: IPQ-Differenz und mögliche Einflussfaktoren
Tabelle 26: Behandlungszufriedenheit und mögliche Einflussfaktoren (Fragen zu Behandlungsprozess und –ergebnis)
Tabelle 27: Behandlungszufriedenheit und mögliche Einflussfaktoren (CARE)

Abbildung 1: Ablauf der Rekrutierung
Abbildung 2: Ein- und Ausschlusskriterien
Abbildung 3: Angst- und Depressionswerte
Abbildung 4: Übereinstimmung von HADS-Werten und Diagnosen
Abbildung 5: Erwartete Therapie
Abbildung 6: Anzahl der gestellten Diagnosen
Abbildung 7: Empfohlene oder durchgeführte Therapie
Abbildung 8: IPQ-Differenz von Arzt und Patient
Abbildung 9: Differenz der Behandlungszufriedenheit von Arzt und Patient

Abkürzungsverzeichnis

CARE   Consultational and Relational Empathy
DSM-IV-   *Diagnostic and Statistical Manual* of Mental Disorders
HADS   Hospital Anxiety and Depression Scale
International Statistical Classification of Diseases and Related Health Problems
IPQ   Illness Perception Questionnaire
International Translation Company
Mittelwert
Standardabweichung
SOMS   Screening for Somatoform Symptoms
SJSR   Shenjing Shuairuo
SPSS   Statistical Package for the Social Sciences
TCM   Traditionelle Chinesische Medizin

Verzeichnis des Anhangs

1. Screening / SOMS   77
2. Information für den Patienten   80
3. Einverständniserklärung   81
4. Soziodemografische Daten   82
5. Behandlungszufriedenheit in den letzten 6 Monaten   83
6. HADS   84
7. Krankheitsursache und Behandlung   86
8. CARE Patient   88
9. Fragebogen zu Behandlungsprozess und –ergebnis Patient   90
10. Information für den Arzt   92
11. Fragebogen zu Behandlungsprozess und Ergebnis Arzt   93
12. Krankheitsursache und Behandlung Arzt   95

Chinesische Version

Einleitung

1.1 Definition der somatoformen Störungen

„Das Charakteristikum ist die wiederholte Darbietung körperlicher Symptome in Verbindung mit hartnäckigen Forderungen nach medizinischen Untersuchungen trotz wiederholter negativer Ergebnisse und Versicherung der Ärzte, dass die Symptome nicht körperlich begründbar sind. Wenn somatische Störungen vorhanden sind, erklären sie nicht die Art und das Ausmaß der Symptome, das Leiden und die innerliche Beteiligung des Patienten." So lautet der Punkt F45.- der ICD-10-Klassifikation, der das Kapitel der somatoformen Störungen eröffnet. In zwei Sätzen wird ausgedrückt, was eines der größten Probleme in der medizinischen Primärversorgung darstellt: ein Patient leidet an körperlichen Beschwerden, für die es keine ausreichende Erklärung durch einen körperlichen Befund gibt.

Im Versuch, dieses Phänomen genauer zu erfassen, wurde die folgende Unterteilung vorgenommen:

Das Auftreten von „multiplen, wiederholt auftretenden und häufig wechselnden körperlichen Symptomen, die wenigstens zwei Jahre bestehen" und die sich „auf jeden Körperteil oder jedes System des Körpers beziehen können" wird in der ICD-10 als *Somatisierungsstörung* klassifiziert. Ist die Symptomatik weniger ausgeprägt oder ist der Zeitrahmen von zwei Jahren nicht erfüllt, kann die Diagnose einer *undifferenzierten Somatisierungsstörung* gestellt werden.

Auch die *hypochondrische Störung*, bei der der Patient überzeugt ist, an den Symptomen einer oder mehrerer schwerer und fortschreitender Erkrankungen zu leiden, fällt in die Kategorie der somatoformen Störungen. Wenn sich die vom Patienten geschilderten Symptome so darstellen, dass sie hauptsächlich vegetativ innervierte Organe oder Systeme betreffen, wird dies als *autonome somatoforme Funktionsstörung* bezeichnet. Steht im Vordergrund der Symptomatik eine Schmerzwahrnehmung, die nicht erklärt werden kann und die sich andauernd und quälend präsentiert, fällt dies in die Kategorie der *anhaltenden somatoformen Schmerzstörung*. Es besteht ein Zusammenhang mit schwerwiegenden emotionalen und psychosozialen Belastungen.

Auch in der DSM-IV-Klassifikation sind die somatoformen Störungen als eigene Kategorie erfasst und beschrieben. Den weiteren Ausführungen möchte ich jedoch die ICD-10-Klassifikation als die im deutschen Sprachraum hauptsächlich Verwendete zugrunde legen.

1.2 Die Bedeutung für den Arzt, den Patienten und das ökonomische System

Wenn die Diagnose einer somatoformen Störung gestellt ist, eröffnet sich die Frage nach dem weiteren Vorgehen. Der erste Satz unter Punkt F45.- beschreibt, neben der Problematik der unergründbaren Beschwerden des Patienten, das übliche Handlungsmuster, mit dem Arzt und Patient auf diese Problematik reagieren und was ihre Beziehung typischerweise so schwierig gestaltet. Der somatisierende Patient erwartet für seine Beschwerden eine Erklärung und eine Behandlung. Wenn es jedoch keine körperliche Ursache gibt, kann der Arzt auch keine finden und behandeln und somit die Erwartungen des Patienten nicht erfüllen. Dieser reagiert unzufrieden, wirft dem Arzt Unfähigkeit vor, zieht sich von ihm zurück oder beharrt auf weiteren Untersuchungen.

Sehr häufig wird das Phänomen des sogenannten *Doktor-Shoppings* beobachtet, bei dem der Patient von Arzt zu Arzt zieht, auf der Suche nach einer Diagnose und Therapie für seine Beschwerden. Was er zumeist findet, sind zunehmend invasive und belastende Untersuchungen, die zu keinem Ergebnis führen, ihn aber verletzen und somatisch fixieren können.

Auch für den Arzt sind derartige Patientenkontakte unbefriedigend. Er kann ohne die Grundlage einer Diagnose nicht in seiner Funktion als Therapeut tätig werden und dem Patienten mit den ihm klassischerweise zur Verfügung stehenden Mitteln nicht helfen. Damit stellt sich die Situation für beide Seiten als sehr frustrierend dar.

Neben den Folgen für Patient und Arzt sind die ökonomischen Auswirkungen somatoformer Störungen auf Gesundheitssystem und Gesellschaft nicht zu vernachlässigen. Patienten mit körperlichen Beschwerden ohne Organbefund verursachen durch wiederholte und vergebliche diagnostische und therapeutische Verfahren neun (Smith et al.., 1986) bis 14 (Rief, 1999) Mal so viele Kosten wie die übrigen Patienten. Außerdem können sie bis zur Hälfte der einem Hausarzt zur Verfügung stehenden Zeit in Anspruch nehmen (McCahill, 1995). Hohe Kosten entstehen ebenso durch sekundäre Faktoren wie Arbeitsausfall oder Arbeitsunfähigkeit (Schoepf et al., 2003).

1.3 Epidemiologie der somatoformen Störungen

Die Lebenszeitprävalenz somatoformer Störungen in der deutschen Allgemeinbevölkerung liegt bei 13% (Mayer et al., 2000), während die generelle Prävalenz bei 0,4% liegt. Hier variieren internationale Studien jedoch zwischen 0,03 und 0,84% (Herzog, 2007).

Im Rahmen einer WHO-Studie traten somatoforme Störungen in Allgemeinarztpraxen insgesamt mit einer 4-Wochen-Prävalenz von 28,5% auf, dabei waren Frauen mit einer Prävalenz von 33,8% häufiger betroffen als Männer mit 19,5% (Schoepf et al., 2003). Andere Studien sprechen von einer zehn Mal höheren Prävalenz des Vollbildes einer somatoformen Störung bei Frauen (Herzog, 2007). Die Prävalenz des Vollbildes ist jedoch vergleichsweise gering, da die oben genannten Kriterien, wie ein zweijähriges Bestehen der Beschwerden, zur Diagnosestellung erfüllt sein müssen. Viel häufiger ist die von Escobar et al. (1987) etablierte Form der undifferenzierten Somatisierungsstörung, deren Lebenszeitprävalenz mit 5,6% und Punktprävalenz mit 19,7% angegeben werden.

Weitere epidemiologische Daten liefert der Zusatz *Psychische Störungen* des Bundesgesundheitssurveys zur 12-Monats-Prävalenz psychischer Störungen in der Allgemeinbevölkerung. Hier zählen die somatoformen Störungen zu den häufigsten psychiatrischen Erkrankungen und werden bei den 18-65-jährigen mit einer Prävalenz von 11% angegeben (Jacobi et al., 2004).

Somatoforme Störungen sind mit einer hohen Komorbidität behaftet, meist handelt es sich um psychiatrische Erkrankungen. Bei 60-70% der somatoformen Patienten sind depressive Störungen zu diagnostizieren, bei 30-60% eine Persönlichkeitsstörung. 20-40% der Patienten weisen eine Angststörung auf und bei 15-20% bestehen Substanzmissbrauch oder -abhängigkeit (Herzog, 2007).

1.4 Krankheitsmodelle und ihre Entstehung

Es liegt in der Natur des Menschen, nach einer Erklärung für zunächst unbekannte Vorgänge in seiner Welt zu suchen und sie sich begreiflich zu machen. Fachsprachlich wird dies als *reaktives Kausalbedürfnis* bezeichnet. Ein Individuum entwirft sich, als „Wissenschaftler" seiner Lebenswelt, eine subjektive Theorie zur Erklärung seiner aktuellen Lebenssituation. Diese Theorie ermöglicht es ihm, Rückschlüsse auf Ereignisse in der Vergangenheit zu ziehen und diese in einen für ihn sinnvollen Kontext einzuordnen. Weiterhin erlaubt sie eine Abschätzung zukünftiger Ereignisse und liefert die Grundlage für das der jetzigen Situation, in Anbetracht der daraus resultierenden Ergebnisse, angemessene Verhalten. Die gängige Terminologie und Methodik zur Beschreibung dieses Phänomens entstammen den Attributionstheorien der Sozialpsychologie.

Auch für eine aktuelle Krankheitssituation sucht das Individuum, in dem Fall der Patient, eine Erklärung, die ihm hilft, seine Lage zu erklären und Ursachen zu erkennen. Hieraus kann er die weitere Entwicklung der Krankheit abschätzen und wie er sich verhalten muss, um Einfluss auf ihren Verlauf zu nehmen. In der Auseinandersetzung mit seinen Beschwerden entwickelt der Patient ein Krankheitsmodell, das auf verschiedenen Faktoren basiert und das körperliche und psychische Ursachen einschließt.

Becker (1984) beschreibt die Entstehung eines Krankheitskonzepts als Ergebnis des Zusammenspiels der Identität der Erkrankung, zum Beispiel ihrer Art und Dauer, der Identität des Patienten, Biografie und Perönlichkeit, und seines reaktiven Kausalbedürfnisses vor dem Hintergrund der herrschenden Wissenschaftstheorie. Auch bisher durchgemachte Erkrankungen, Krankheitserfahrungen im Umfeld und Berichte in den Medien spielen bei der Entwicklung des Krankheitsmodells eine Rolle.

Und auch wenn die meisten Menschen sich für modern und aufgeklärt halten, spielen im Denken, in unbewussten Prozessen sowie implementiert im medizinischen Volkswissen, Einflussfaktoren aus der „übernatürlichen Welt" eine Rolle (Murdock, 1980). Elemente der Magie, der Mystik, also dem Glauben an höhere Mächte und das Schicksal, und der Animistik, dass zum Beispiel eine Schädigung der Seele zu Krankheit führen kann, fließen in die Entstehung von Krankheitsmodellen mit ein.

Einleitung

Die Arbeitsgruppe um Rief fand 2004 heraus, dass die meisten Patienten nicht auf einer bestimmten Erklärung für ihre Beschwerden beharren. Sie ziehen verschiedene körperliche oder psychische Ursachen in Betracht und haben mehrere mögliche Erklärungsmodelle für ein und dasselbe Symptom, ohne dass ihnen dies widersprüchlich erscheint.

1.5 Kulturspezifität und Komplexität der somatoformen Störungen

Die Einteilung der körperlichen Symptome ohne Organbefund in die gängigen Klassifikationen ist ein Versuch, sie greifbarer zu machen und eine Arbeitsgrundlage für ihre Behandlung zu schaffen. Sie wird der Komplexität der Problematik und dem Ausmaß der Beeinträchtigung betroffener Patienten jedoch kaum gerecht. Es ist eine genauere Betrachtung und Aufschlüsselung indiziert, wie sie Kirmayer und Young 1998 vornahmen. Sie strukturierten die verschiedenen möglichen Ebenen, wie körperliche Symptome interpretiert und kommuniziert werden, wie folgt: Die augenfälligste und einfachste Möglichkeit, körperliche Symptome zu deuten, ist, ihr Auftreten als eine Folge krankhafter Veränderungen im Organismus zu betrachten. Veränderte organische Strukturen verursachen folgerichtig eine veränderte Wahrnehmung derselben.
Sie können jedoch auch ein Anzeichen für psychische Konflikte oder psychiatrische Erkrankungen sein, die sich auf körperlicher Ebene äußern. Eine epidemiologische Studie in der familienmedizinischen Klinik in Montreal zeigte, dass sich 75% der Patienten mit Major Depression, Angststörung, oder Mischformen aus beidem somatisch präsentierten (Kirmayer; Young, 1998).

Zu beachten ist, dass in jeder Kultur eigene Begrifflichkeiten im Ausdruck von Belastungen existieren. Diese sind dann nur im kulturellen Kontext in vollem Umfang verständlich. Ein bestimmter Ausdruck oder ein kulturspezifisches Syndrom vereinigt meist körperliche und psychische Beschwerden und bettet sie in einen Rahmen aus traditionellen Vorstellungen über Gesundheit und Krankheit, moralischen Grundsätzen und sozialem Regelwerk ein. Ein Beispiel wäre das indische „Dhat"-Syndrom, bei dem ein weites Spektrum an psychischen und körperlichen

Symptomen durch Samenverlust im Urin oder durch nächtliche Ejakulation erklärt wird.

Wie Kirmayer und Young beschreiben, dienen körperliche Symptome dem Patienten als Metapher für Erfahrungen, die er gemacht hat, und der Darstellung der Prototypen, die durch diese Erfahrungen bei ihm entstanden sind. Weiterhin sind sie Mittel, eine Position innerhalb einer sozialen Gruppe zu verändern oder zu festigen. Es prägte sich der Begriff des *sekundären Krankheitsgewinns*. Dieser benennt das Phänomen, dass der Patient durch positive Krankheitsfolgen, wie vermehrte Aufmerksamkeit seines Umfelds oder Arbeitsentlastung, seine körperlichen Symptome mehr oder weniger bewusst anders wahrnimmt und präsentiert, als er dies ohne positive Krankheitsfolgen täte.

Nach Ansicht Kirmayers und Youngs dienen körperliche Symptome auch als Möglichkeit eine soziale Aussage zu treffen, die sonst nicht in dieser Art oder ohne negative Auswirkungen möglich wäre. Es kann beispielsweise für unterdrückte Minderheiten das einzige Mittel eines Protestes sein, das keinen direkten Angriff durch die Unterdrücker herausfordert.

Die Art, auf welche die Präsentation körperlicher Symptome von einem Arzt aufgefasst werden sollte, liegt nach Kirmayer und Young nun nicht im Sinne des Erfassens einer möglichst „objektiven Wahrheit". Vielmehr gilt es, eine strategische Entscheidung zu treffen, auf welcher Ebene dem Patienten am besten geholfen werden kann.

1.6 Unterschied zwischen östlicher und westlicher Medizin

Wie und in welcher Form dem Patienten weitergeholfen wird, hängt neben dem einzelnen Patienten von dem medizinischen System ab, das er um Hilfe ersucht. Es kann immer nur das herausgefunden werden, was gefragt und untersucht wird, und nur das behandelt werden, was erfragt und herausgefunden wird. Dies hängt vom Wissen und den Fähigkeiten der behandelnden Ärzte ab, den verfügbaren Untersuchungsmethoden und dem medizinischen Klassifikationssystem und Krankheitskatalog.

In westlichen Kulturen wird das Phänomen „Krankheit" in der Form angegangen, dass nach dem Ursache-Wirkungs-Prinzip ein Krankheitsverursacher gesucht und bestimmt wird. Dieser induziert den Ablauf eines Pathomechanismus, an dessen Ende eine Erkrankung steht. Dieses Konzept erlaubt eine kausal orientierte Therapie, die eine Heilung durch Beseitigung der krankmachenden Ursache herbeiführt.

So erklärt sich das Phänomen der Dichotomie von Körper und Psyche in der westlichen Biomedizin. Um mögliche Krankheitsursachen einzugrenzen und zu identifizieren, erfordert es Klassifizierungen und so kommt es in der westlichen Medizin zu einer kategorischen Trennung von somatischen und psychischen Beschwerden.

Dies geschieht zum Beispiel in der chinesischen Medizin nicht, da es aus therapeutischer Hinsicht nicht erforderlich ist, eine Unterteilung vorzunehmen. In östlichen Kulturen liegt dem medizinischen System ein anderes Denkmuster zugrunde. Dinge geschehen nicht ursächlich abhängig voneinander, sondern parallel. Faktoren beeinflussen sich gegenseitig, aber sie verursachen sich nicht unbedingt. So kann ein gestörter Fluss der Lebensenergie „qi" mit Organschwächen und körperlichen Symptomen einhergehen. Eine Beschreibung geschieht nicht als „wenn-dann"-Beziehung, sondern als Ausdruck einer gestörten Balance, die auf verschiedene Weise reguliert werden kann.

1.7 Somatisierung in China und *Shenjing Shuairuo (SJSR)*

Hieraus erklärt sich das „Erfolgsmodell Neurasthenie". Unter dem Namen *Shenjing Shuairuo* gelangte der Terminus in der zweiten Hälfte des neunzehnten Jahrhunderts über Japan nach China. Geprägt hatte ihn 1869 der New Yorker Neurologe G. Beard. Die Neurasthenie umschließt ein sehr breites Spektrum an Beschwerden wie verschiedene Schmerzsymptome, neurologische Ausfälle, Missempfindungen, Ängste, Hoffnungslosigkeit und vegetative Dysregulationen. Eine annähernde Entsprechung fände sich je nach Ausprägung der Symptomatik in der undifferenzierten somatoformen Störung, der somatoformen autonomen Funktionsstörung oder der somatoformen Schmerzstörung.

Einleitung

Durch die Vereinigung von aus westlicher Sicht kognitiven, affektiven, vegetativen und somatischen Symptomen, kommt sie dem chinesischen Krankheitsverständnis sehr entgegen. Die Bedeutung von *Shenjing Shuairuo* als „starke Stressbelastung bei Menschen, die dafür besonders veranlagt sind" (Lee; Wong, 1995) gilt unter der chinesischen Bevölkerung im Gegensatz zu psychiatrischen Erkrankungen als ein nicht stigmatisierender Begriff. Obwohl Kleinmann 1982 in einer Studie herausfand, dass 87 von 100 *SJSR*-Patienten die Kriterien einer Major Depression erfüllten, wurde in keinem der Fälle diese Bezeichnung benutzt.

Heute hat *SJSR* im klinischen Alltag nicht mehr die gleiche Bedeutung, da inzwischen auf Grundlage der internationalen Klassifikationssysteme diagnostiziert und therapiert wird. Im chinesischen Alltagsleben und in der Medizin abseits der großen Ballungszentren hat die Neurasthenie jedoch ihren Platz behalten.

1.8 Die Arzt-Patient-Beziehung

Die Beziehung zwischen Arzt und Patient, die sich bei somatoformen Störungen so schwierig gestaltet, ist im diagnostisch-therapeutischen Prozedere ist ein entscheidender Faktor. Neumann et al. (2008) fanden heraus, dass eine gute Arzt-Patienten-Beziehung als therapeutisches Mittel an sich schon eine Verbesserung subjektiv psychosozialer und objektiv medizinischer Outcomeparameter bewirkt. Als Parameter galten unter anderem Lebensqualität, Angst, Depression, Symptomminderung, Leistungsfähigkeit, Blutdruck und Blutzuckerspiegel. Der Erfolg einer gelungenen Kommunikation hängt dabei hauptsächlich vom Grad der Empathie ab, die der Arzt aufbringt.

Unter Empathie verstehen Mercer und Kollegen (2002) ein multidimensionales Konstrukt und beschreiben es als „...die Fähigkeit,

1. die Situation, die Perspektive und die Gefühle des Patienten zu verstehen (und die damit verbundenen Bedeutungen),

2. dieses Verstehen zu kommunizieren und dabei auf seine Richtigkeit zu überprüfen und

3. diesem Verstehen entsprechend zu handeln und den Patienten in einer helfenden (therapeutischen) Weise zu unterstützen."

Ziel des Ganzen ist die Ausarbeitung eines gemeinsamen Krankheitskonzepts von Arzt und Patient. Auf Grundlage dieses Konzepts soll ein Therapieplan entwickelt werden, den alle Beteiligten für geeignet und wirksam erachten. Der Nutzen für den Arzt wäre im Optimalfall ein stressfreieres Arbeiten mit einem komplianten und verantwortlichen Patienten. Für den Patienten bestünde der Nutzen darin, von einem Arzt betreut zu werden, der ihn mit seinen Beschwerden ernst nimmt, seine Vorstellungen von Krankheit und Gesundheit berücksichtigt und Therapien in Absprache mit ihm und auf Grundlage eines „Informed Consent" anordnet. Es soll im Sinne des *Patient Enablement* der Patient als Verantwortlicher in eigener Sache im therapeutischen Procedere handeln. Der Vorteil für das Gesundheitssystem wäre die Wandlung eines Hilfesuch-Verhaltens des Patienten weg vom teuren *Doktor-Shopping* hin zu einem verantwortlichen Umgang mit sich selbst, Gesundheit, Krankheit und den zur Verfügung stehenden Ressourcen.

1.9 Eigene Fragestellung und Hypothesen

Zur weiteren Exploration der Entstehung von Krankheitsmodellen wurde die Studie im Shanghaier Dong Fang-Krankenhaus unter folgenden Annahmen und Fragestellungen durchgeführt:

1. Mit welchen körperlichen und seelischen Symptomen und Beschwerden präsentieren sich die Patienten?
2. Welche ursächlichen Erklärungen für die Symptome existieren bei den Patienten und ihren behandelnden Ärzten?
3. Inwieweit stimmen die Symptomattributionen von Ärzten und Patienten überein?
4. Wie zufrieden sind die Ärzte und Patienten mit der Behandlung?
5. Hat eine Übereinstimmung der Symptomattributionen von Arzt und Patient einen Einfluss auf die Zufriedenheit des Patienten mit der Behandlung?

Ich gehe von folgenden Hypothesen aus:

1. Die Patienten präsentieren sich mit Beschwerden auf körperlicher Ebene wie Schmerzen, vegetativen Dysfunktionen oder neurologischen Symptomen. Da die

Einleitung

Befragung in der Psychosomatischen Klinik stattfindet, erwarte ich neben den körperlichen Beschwerden Hinweise auf eine psychische Belastung. (Erfassung durch SOMS und HADS)

2. Es existieren multifaktoriell begründete Ursachenvorstellungen für körperliche Beschwerden. Beeinflusst werden diese durch das Setting der Psychosomatischen Klinik, indem sich hier Patienten präsentieren, die neben körperorganischen auch psychosoziale Faktoren als Ursache für ihre Symptome in Betracht ziehen. (Erfassung durch IPQ)

3. Die Symptomattributionen von Ärzten und Patienten weichen voneinander ab, da die Patienten sowohl körperorganische als auch psychosoziale Ursachen für ihre Beschwerden in Betracht ziehen, während die psychosomatisch orientierten Ärzte den psychosozialen Faktoren einen größeren Platz einräumen. (Erfassung durch IPQ)

4. In der Primärversorgung der westlichen Biomedizin sind Patienten mit Symptomen ohne ausreichenden Organbefund und ihre behandelnden Ärzte eher unzufrieden mit der durchgeführten Behandlung und der Arzt-Patient-Beziehung.
Da die Untersuchung jedoch in der Psychosomatischen Klinik durchgeführt wird, gehe ich von einer für Ärzte und Patienten zufriedenstellenden Behandlung und einer positiv bewerteten Arzt-Patient-Beziehung aus. (Erfassung durch „Fragebogen zu Behandlungsprozess und -ergebnis" und CARE)

5. Je mehr die Symptomattributionen der Ärzte mit denen der Patienten übereinstimmen, desto höher ist die Zufriedenheit der Patienten mit der ärztlichen Konsultation und die Qualität der Arzt-Patient-Beziehung. (Erfassung durch Vergleich von IPQ, „Fragebogen zu Behandlungsprozess und -ergebnis" und CARE)

2. Material und Methoden

2.1. Zeitlicher Ablauf

Im Folgenden soll ein Überblick über den zeitlichen Rahmen des Projekts und die einzelnen Schritte der Durchführung gegeben werden.

Oktober 2007 bis April 2008: Vorbereitungsphase

1. Einarbeitung und Literaturrecherche
2. Erarbeiten der genauen Fragestellung und Hypothesen
3. Auswahl von geeigneten Fragebögen zum Screening der Patienten und Erheben der gewünschten Daten
4. Kontaktaufnahme zu den Abteilungen der Psychosomatik, TCM, Gynäkologie und Neurologie der Dong Fang- und der Tongji-Klinik
5. Übersetzen der Fragebögen ins Chinesische
6. Erster probeweiser Einsatz des Fragenbogen-Sets durch Herrn Professor Fritzsche bei seinem Besuch der Psychosomatischen Ambulanz des Dong Fang-Krankenhauses im April 2008

5. Mai bis 20. Juni 2008: Durchführung

Erhebung der Daten im Dong Fang-Krankenhaus Shanghai
5.Mai bis 16. Mai: Test-Phase und geringfügige Korrektur der Bögen zur Anpassung an das Verständnis der Patienten und die Bedingungen des Settings
19. Mai bis 20. Juni: Weiterführung der Datenerhebung

Juli 2008 bis September 2009: Auswerten der Daten und Verfassen der Dissertationsschrift

1. Weiterführende Literaturrecherche
2. Auswerten und Zusammenfassen der erhobenen Daten
3. Verfassen der Dissertationsschrift

2.2 Setting

Die Durchführung der Studie erfolgte im Dong Fang-Krankenhaus Shanghai zwischen dem 5. Mai und 20. Juni 2009. Ein Teil der Patienten wurde im Psychosomatic Outpatient Department rekrutiert, der andere Teil im VIP-Psychosomatic Outpatient Department.

Das Dong Fang-Krankenhaus / Shanghai East International Medical Center wurde 2003 im Shanghaier Finanzviertel Pudong als ein Kooperationsprojekt des Shanghai East Hospital und der U.S. Healthcare Management Enterprises eröffnet. Seitdem werden dort chinesische und internationale Patienten in den medizinischen Fachbereichen Innere Medizin, Chirurgie, Neurologie, Gynäkologie und Geburtshilfe bis hin zu Reisemedizin und Traditioneller Chinesischer Medizin sowohl stationär als auch ambulant betreut.

Zum Zeitpunkt der Untersuchung wurden im Psychosomatic Outpatient Department gesetzlich Versicherte behandelt, während im VIP-Department die Patienten ihre Behandlung privat bezahlten. Bei beiden Departments handelt es sich um ambulante Einrichtungen. Die behandelnden Ärzte waren zu der Zeit Frau Dr. Wu im Psychosomatic Department, sowie Frau Prof. Dr. Mung und Herr Prof. Dr. Zhao Xudong im VIP-Department. Es konnten jedoch nur Patienten von Dr. Wu und Prof. Dr. Zhao in die Studie eingeschlossen werden, da sich bei Prof. Dr. Mung keine geeigneten Patienten im Kollektiv befanden.

Hier sei noch anzumerken, dass die Bezeichnung „Psychosomatic" nicht dem deutschen Terminus „Psychosomatik" entspricht. In der „psychosomatischen" Ambulanz wurden sowohl Patienten mit psychosomatischen als auch psychiatrischen Krankheitsbildern behandelt. Die Benennung sollte die Stigmatisierung von Patienten verhindern, die sonst eine „psychiatrische" Ambulanz aufsuchen müssten.

Material und Methoden

2.3 Patienten und Rekrutierung

2.3.1 Übersicht

Die Durchführung der Rekrutierung soll in Abbildung 1 veranschaulicht werden.

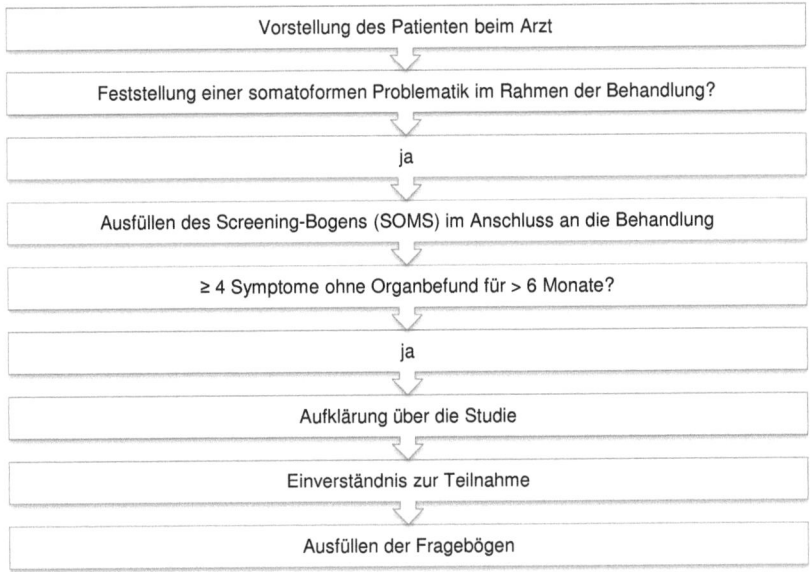

Abb.1

2.3.2 Ablauf

In die Studie eingeschlossen wurden Patienten mit multiplen körperlichen Symptomen ohne Organbefund.
Die Rekrutierung der Patienten erfolgte in zwei Schritten. Die primäre Auswahl der Patienten trafen die behandelnden Ärzte Dr. Wu und Prof. Zhao aus ihrem Patientenkollektiv. Wenn ein Patient die Ambulanz aufsuchte, der als somatoform bekannt war oder sich neu mit körperlichen Symptomen ohne Organbefund präsentierte, wurde er in die nächste Screening-Stufe aufgenommen. Einige Patienten mit bekannter somatoformer Störung wurden auch von Prof. Dr. Zhao kontaktiert und suchten die Psychosomatische Ambulanz auf, um an der Studie teilzunehmen. Auf dieser Ebene wäre eine Verfälschung der Studie durch eine

Selektion der Teilnehmer durch die behandelnden Ärzte möglich.
Der nächste Schritt erfolgte mithilfe eines Screening-Bogens. Dessen Grundlage bildete der SOMS-7T, der um Fragen aus dem SOMS-2 erweitert worden war. Es wurden Patienten ausgewählt, die vier oder mehr Symptome mit „3 = stark" oder „4 = sehr stark" bewertet hatten, wobei diese schon seit über sechs Monaten andauerten und **ihnen keine körperlichen Erkrankungen oder Organdiagnosen zugrunde lagen.**

2.3.3 Übersicht der Ein-und Ausschlusskriterien

Abbildung 2 gibt eine Übersicht über die festgelegten Ein-und Ausschlusskriterien.

Einschlusskriterien	Ausschlusskriterien
• ≥ 4 Symptome im SOMS • Dauer ≥ 6 Monate • Patient durch den Arzt als somatoform eingestuft	• < 4 Symptome • Dauer < 6 Monate • Erklärung der Beschwerden durch organische Ursache oder Erkrankung

Abb.2

2.4 Messinstrumente

2.4.1 Übersetzung

Die Übersetzung der Arzt- und Patienteninformation, des Bogens zur Erfassung der soziodemografischen Daten sowie der Fragebögen SOMS, IPQ, CARE und des Fragebogens zu Behandlungsprozess und -ergebnis orientierte sich an den ITC (International Translation Company) Test Adaptation Guidelines zur Übersetzung wissenschaftlicher Texte.
Frau Z.R., Psychiaterin aus Shanghai, übersetzte die Fragebögen aus der jeweiligen Originalsprache Englisch oder Deutsch ins Chinesische. Das Gleiche tat Frau B., Übersetzerin und ebenfalls Chinesisch-Muttersprachlerin, unabhängig von ihr. Anschließend trafen sich die beiden Übersetzerinnen zum Abgleich ihrer

Material und Methoden

Übersetzungen und Erstellen einer gemeinsamen Endversion. Eine korrigierende Rückübersetzung wurde von Frau S., Soziologin am sinologischen Institut, vorgenommen. Auf dieser Basis erfolgte die Fertigstellung der Bögen durch Frau S.J., Chinesisch-Muttersprachlerin und Ärztin am Psychosomatischen Institut Freiburg. Da der HADS-Bogen bereits als chinesische Version vorlag, war für ihn keine Übersetzung nötig.

2.4.1 Übersicht der Messinstrumente und ihrer Funktion

Die Tabellen 1 und 2 geben eine Übersicht über die verwendeten Fragebögen und der Informationen, die daraus entnommen werden können.

Fragebögen für Patienten

Tabelle 1

Fragebogen	Funktion
1 SOMS-7T + Fragen aus SOMS-2	Screening-Instrument zum Erfassen von Symptomanzahl, -ausmaß und –dauer
2 Soziodemografische Daten	Alter, Geschlecht, Herkunft, Beziehungsstatus, Bildung, Vorerkrankungen und aktuelle Therapien
3 HADS	Screening auf das Vorliegen einer Angststörung oder Depression
4 IPQ	Bewertung der Faktoren, die der Patient als ursächlich für seine Erkrankung erachtet
5 IPQ-Behandlungserwartung	Erfragen der erwarteten Behandlung
6 CARE	Bewertung des empathischen Verhalten des behandelnden Arztes
7 Fragebogen zu Behandlungsprozess und –ergebnis	Bewertung der aktuellen und der vorangegangenen Behandlung und Arzt-Patient-Kommunikation

Material und Methoden

Fragebögen für Ärzte

Tabelle 2

Fragebogen	Funktion
1 Fragebogen zu Behandlungsprozess und -ergebnis	Bewertung der aktuellen und der vorangegangenen Behandlung und Arzt-Patient-Kommunikation
2 IPQ	Bewertung der Faktoren, die der Arzt als ursächlich für seine Erkrankung erachtet
Fragebogen	**Funktion**
3 IPQ-Diagnose / Behandlung	Gestellte Diagnose und angeordnete Therapie

2.4.2 Fragebögen für Patienten

2.4.2.1 Screening / SOMS (Screening for Somatoform Symptoms)

Die Grundlage des Screening-Bogens bildete der SOMS-7T (Symptome in den letzten 7 Tagen), der um Fragen aus dem SOMS-2 (Symptome in den letzten 2 Jahren) erweitert worden war. Er listet eine Auswahl von 53 möglichen Symptomen von Somatisierungsstörungen (nach der DSM-III-, -IV- und ICD-10-Klassifikation) auf. In verschiedenen Untersuchungen hat sich dieses Instrument als geeignet erwiesen, Patienten mit somatoformen Störungen von Patienten mit anderen psychiatrischen Erkrankungen zu unterscheiden (Rief et al., 1997). Die interne Konsistenz (mit Cronbachs Alpha von 0,88) und die Retest-Reliabilität ($r = 0{,}87$) sind als gut zu bezeichnen (Rief et al 1997).

Die Patienten konnten auf einer Skala von 0 bis 4 die Schwere ihrer Symptome selbst bewerten. Falls ein Patient mit einem Symptom noch nie konfrontiert war, sollte er „0" (gar nicht) angeben. Falls er im letzten halben Jahr oder länger unter einer der Beschwerden zu leiden hatte, sollte er deren Ausmaß und den Grad der Beeinträchtigung in folgende Kategorien einstufen:

1 = leicht
2 = mittelmäßig
3 = stark
4 = sehr stark

Es wurden Patienten ausgewählt, die vier oder mehr Symptome mit „3 = stark" oder „4 = sehr stark" bewertet hatten, wobei diese schon seit über sechs Monaten andauerten und **ihnen keine körperlichen Erkrankungen oder Organdiagnosen zugrunde lagen.** Somit orientiert sich der Einschluss von Patienten in die Untersuchung am Konzept der „abridged somatization disorder" (SSI 4/6) nach Escobar (1989). In drei Fällen wurden jedoch auch Patienten mit nur drei starken Symptomen aufgenommen, da die Ärzte meinten, die Patienten hätten Symptome im Gespräch viel stärker geschildert, als im Bogen angegeben.

Um eine bekannte organische Ursache möglichst auszuschließen, wurde die Frage 55: „Konnte der Arzt für die genannten Beschwerden eine genaue Ursache feststellen?" aus dem SOMS-2-Fragebogen aufgenommen, die der Patient mit „Ja" oder „Nein" beantworten musste. Zu Beginn ergab sich häufig das Missverständnis, dass Patienten fälschlicherweise mit „Ja" antworteten, wenn sie nach der genauen Ursache ihrer körperlichen Beschwerden gefragt wurden. Dies bezogen sie darauf, dass sie eine psychosomatische oder psychiatrische Diagnose erhalten hatten und dies nun ihre „genaue Ursache" war. Zur Vermeidung dieses Missverständnisses wurde die Frage durch das Adjektiv „organisch" erweitert („Konnte der Arzt für die genannten Beschwerden eine genaue **organische** Ursache feststellen?"). Im Falle der Verneinung wurde der Patient in die Studie aufgenommen.

Um das Kriterium der Zeit genau zu erfassen, wurde der Bogen noch um die Frage 63 „Wie lange halten diese Beschwerden nun schon an?" aus dem SOMS-2-Fragebogen erweitert. Der Patient hatte vier Antwortmöglichkeiten:

1. unter 6 Monate
2. 6 Monate bis 1 Jahr
3. 1-2 Jahre
4. über 2 Jahre

Er wurde in die Studie aufgenommen, wenn er sechs oder mehr Monate unter seinen Beschwerden litt.

2.4.2.2 Information und Einverständnis

Den Patienten wurde in einem Informationsschreiben kurz erläutert, dass in der Studie die Kommunikation von Krankheitserklärungen zwischen Ärzten und Patienten und deren Auswirkungen auf die Behandlungszufriedenheit des Patienten untersucht werden solle. Es handle sich bei der durchgeführten Studie um ein Kooperationsprojekt zwischen den Instituten der Psychosomatik der Tongji-Universität Shanghai und der Albert-Ludwigs-Universität Freiburg. Weiterhin wurde informiert, dass die Studie an Patienten mit körperlichen Symptomen ohne ausreichenden Organbefund durchgeführt werden solle. Neben dem Informationsschreiben wurden die Patienten mündlich von Dr. Wu, Prof. Dr. Zhao oder der Masterstudentin Li Yuanzhe aufgeklärt und über das Projekt informiert.

Auf einem zweiten Bogen wurde nach einer kurzen nochmaligen Vorstellung des Projekts die anonyme Behandlung der erhobenen Daten zugesichert und dass eine Ablehnung der Teilnahme ohne Nennung von Gründen und ohne jegliche Konsequenzen möglich sei.

Mit ihrer Unterschrift versicherten die Patienten, dass sie informiert worden waren und der Auswertung und Verarbeitung der erhobenen Daten zustimmten.

2.4.2.3 Soziodemografische Daten

Mit dem Bogen über soziodemografische Daten wurden Geschlecht, Alter, Herkunft, die aktuelle Arbeits-, Familien- und Lebenssituation der Patienten erfasst. Außerdem wurde nach Vorerkrankungen und momentan durchgeführten Therapien gefragt, um die Angabe von körperlichen Symptomen im Screening-Bogen objektivieren zu können.

2.4.2.4 HADS (Hospital Anxiety and Depression Scale)

Die HAD-Skala wurde von Zigmond und Snaith 1983 zur Erfassung des psychischen Befindens speziell bei Patienten mit primär körperlichen Beschwerden konzipiert.

Material und Methoden

1995 erschien die deutsche Version von Herrmann und Kollegen (Herrmann et al., 1995). Zwei unabhängige Subskalen(Depression und Angst) mit insgesamt 14 Items dienen zur Abbildung der für diese Störungen am häufigsten genannten psychischen Symptombereiche. Der Beurteilungszeitraum bildet die „letzte Woche".

In beiden Subskalen werden Werte unter acht als unauffällig, Werte zwischen acht und zehn als grenzwertig und ein HADS-Score größer oder gleich elf als auffällig betrachtet.

Die interne Konsistenz liegt in der deutschen Version bei 0,80 für die Angst- und bei 0,81 für die Depressionsskala. Die Retest-Reliabilität liegt bei 0,71 für beide Subskalen (Herrmann et al, 1995).

2.4.2.5 IPQ (Illness Perception Questionnaire):
Fragebogen zu Krankheitsursache und Behandlung

Der IPQ wurde von der Arbeitsgruppe um John Weinman (1996) ausgearbeitet, um kognitive Repräsentationen von Krankheit zu erfassen. In einem Satz von mehreren Fragebögen werden auf fünf Skalen die diesen zugrunde liegenden Komponenten in Form folgender Faktoren abgefragt: Ursache, Identität, zeitlicher Verlauf, Konsequenzen und Kontrolle der Erkrankung.

Für den in Shanghai verwendeten Fragebogensatz wurde der Bogen zur Ermittlung der Krankheitsursachen verwendet. Den Patienten wurden 18 verschiedene mögliche Einflussfaktoren für ihre Beschwerden angegeben. Sie sollten auf einer fünfstufigen Likert-Skala (stimmt überhaupt nicht, stimmt nicht, weder noch, stimmt, stimmt voll und ganz) bewerten, ob und in welchem Ausmaß die genannten Faktoren an der Entstehung ihrer Krankheit beteiligt waren.Es folgte die Frage nach den drei wichtigsten Ursachen für die Entstehung ihrer Beschwerden. Hier konnten die Patienten eigene Vorstellungen über wichtige ätiologische Faktoren angeben, die in der Auflistung der 18 Punkte schon vorkamen oder noch nicht aufgelistet waren.

Abschließend sollten die Patienten angeben, welche Art von Behandlung sie für ihre Beschwerden erwarteten. In der Version, die in Shanghai verwendet wurde, war zu Beginn der Befragung eine Beispielliste von möglichen therapeutischen Maßnahmen aufgeführt. Da die Patienten dies jedoch für eine fixe Vorgabe in Form einer Multiple-Choice-Auswahl hielten und keine eigenen Behandlungswünsche mehr angaben, wurde die Liste aus dem Bogen entfernt.

2.4.2.6 CARE (Consultation and Relational Empathy)

Der schottische CARE-Fragebogen wurde als krankheitsübergreifendes Messinstrument entwickelt, um ärztliche Empathie im Umgang mit Patienten zu validieren. Die Arbeitsgruppe um Mercer entwickelte ihn auf theoretischer und empirischer Basis und verbesserte ihn durch Forschungsarbeiten an stationär und ambulant behandelten Patienten sowohl in qualitativer als auch in quantitativer Hinsicht. Mithilfe der *ITC Test Adaptation Guidelines* (Version 2000) wurde der Bogen ins Deutsche übersetzt.

Er funktioniert, indem die Patienten auf einer fünfstufigen Likert-Skala als Antworten auf zehn Fragen das Verhalten und die Empathie ihres behandelnden Arztes bewerten können. Die Originalversion der CARE-Skala zeigte hohe Werte der internen Konsistenz mit Cronbachs Alpha zwischen 0,94 und 0,92.

2.4.2.7 Fragebogen zu Behandlungsprozess und -ergebnis

Der Fragebogen zu Behandlungsprozess und -ergebnis wurde im Rahmen einer DFG-Hausarzt-Studie von Fritzsche et al. entwickelt, um Therapieerfolg, -zufriedenheit und das gegenseitige Verständnis von Arzt und Patient speziell bei somatisierenden Patienten zu erfragen. Er wurde bisher in der Pilot- und der Hauptstudie „Somatoforme Störungen – Spezifische psychosoziale Interventionen des Hausarztes" und in der Studie zur „Arzt–Patient–Beziehung bei somatisierenden Patienten in der Hausarztpraxis" (Betz, 2003) verwendet.

Es handelt sich um einen Test in Form zweier parallelisierter Fragebögen, bei dem Arzt und Patient auf einer fünfstufigen Likert-Skala verschiedene Aspekte der Behandlung bewerten können. Es sollen anhand der Erfolgsvariablen „Gesundheitszustand", „Behandlungserfolg", „Behandlungszufriedenheit" und „Verstanden werden", sowie der Prozessvariablen „Beschwerden ernst nehmen", „Beschwerdeursache erklären", „Erklärungen verstehen", „Eingehen auf Patientenvorstellung", „Übereinstimmung" und „Behandlungsplanung" der Erfolg und die Zufriedenheit mit der Behandlung ebenso wie die Qualität der Kommunikation und Beziehung zwischen Arzt und Patient erfasst werden.

Die abschließende Frage bezieht sich auf die Ausarbeitung eines gemeinsamen Therapieplans als erfolgreiches Gelingen der Arzt-Patienten-Kommunikation.

Als Gütekriterien wurden eine Faktorenanalyse und die Bestimmung der internen Konsistenz (Cronbachs Alpha) durchgeführt. Es ergaben sich für Cronbachs Alpha Werte zwischen 0,89 und 0,93, so dass eine gute Reliabilität für diesen Fragebogen vorausgesetzt werden kann.

Die in Shanghai eingesetzte Version des Fragebogens enthielt neun Fragen an den Patienten, die dieser auf einer Skala von 0 (= gar nicht zufrieden / erfolgreich) bis 5 (= sehr zufrieden / erfolgreich) bewerten konnte. Um einen Vergleich der vorherigen und der jetzigen Behandlung vornehmen zu können, wurden die Patienten zuerst nach der Zufriedenheit und dem Erfolg der vorherigen Behandlung und dann im weiteren Verlauf zur aktuellen Behandlung befragt.

2.4.3 Fragebögen für Ärzte

2.4.3.1 Information

Die Information für die Ärzte entsprach der Information für die Patienten. Es wurde über die Kommunikation von Krankheitsmodellen und deren Auswirkung auf die Behandlungszufriedenheit der Patienten informiert. Desweiteren, dass es sich um ein Kooperationsprojekt zwischen der Tongji- und der Albert-Ludwigs-Universität handle. Die Patienten sollten nur in die Studie aufgenommen werden, wenn sie über mehr als sechs Monate körperliche Symptome ohne organische Ursache präsentierten.

2.4.3.2 Fragebogen zu Behandlungsprozess und -Ergebnis

Analog zum Patienten-Fragebogen wurden die Ärzte nach ihrer Einschätzung der bisherigen Behandlung der Patienten durch ihre Vorgänger und der aktuellen Behandlung durch sie selbst befragt.

Der Fragebogen wurde durch drei Fragen aus dem CARE-Bogen, die auf den Arzt zutreffend umformuliert waren, erweitert. In diesen sollten die Ärzte angeben, inwieweit sie bei der Therapieplanung Ansichten der Patienten berücksichtigen und auf die emotionale Lage und eventuelle Stress-oder Problemsituationen des Patienten eingehen konnten.

Material und Methoden

2.4.3.3 IPQ (Illness Perception Questionnaire): Fragebogen zur Krankheitsursache, Diagnose und Behandlung

Ebenfalls analog zum Patientenbogen sollten die Ärzte in ihrer Version des IPQ bewerten, welchen Einfluss die vorgegebenen 18 möglichen Ursachen auf die Beschwerden ihrer Patienten hatten. Für den Fall, dass sie andere Faktoren als die Vorgegebenen für wichtig erachteten, sollten sie diese unter der offenen Frage nach den drei Hauptursachen angeben.

Am Ende des Bogens sollten die Ärzte ihre genaue Diagnose nennen und die Behandlung, die sie für den jeweiligen Patienten vorschlagen würden oder schon anwendeten.

2.5 Statistische Auswertung

Die Eingabe der erhobenen Daten in eine Datenbank erfolgte mithilfe des Computer-Programms Microsoft Access, Version 2.0. Die erfassten Daten wurden mit dem Computerprogramm SPSS (Statistical Package for the Social Sciences), Version 15.0 ausgewertet. Es wurde zuerst eine statistische deskriptive Analyse aller Fragebögen durchgeführt und im Anschluss wurden die erhobenen Daten auf Korrelationen geprüft. Der Zusammenhang der Werte wurde mithilfe des Pearson-Koeffizienten errechnet.

Die berechneten Korrelationen verhalten sich wie folgt

$r < 0,2$	sehr geringe Korrelation
$0,2 < r < 0,5$	geringe Korrelation
$0,5 < r < 0,7$	mittlere Korrelation
$0,7 < r < 0,9$	hohe Korrelation
$r > 0,9$	sehr hohe Korrelation

Das Signifikanzniveau wird folgendermaßen festgelegt

$p \leq 0,01$	hoch signifikant
$0,01 < p \leq 0,05$	signifikant
$p > 0,05$	nicht signifikant

Material und Methoden

2.6 Fehlende Daten

2.6.1 Übersicht

Nach Abschluss der Datenerhebung lagen 29 Datensätze vor. Ein Datensatz musste aus der Auswertung entfernt werden, da drei komplette Bögen fehlten. In Tabelle 3 folgt eine Übersicht über die Messinstrumente und die jeweils fehlenden Daten.

Tabelle 3

Fragebogen	Fehlende Daten
1. Soziodemografische Daten	Eine Altersangabe
2. HADS	Bei zwei Bögen je ein Angst- und ein Depressionswert, bei einem Bogen 2 Angst- und ein Depressionswert
3. IPQ Patient	Bei einem Bogen ein Item, bei 2 Bögen je 2 Items, eine Angabe zur erwarteten Therapie
4. IPQ Arzt	Bei 2 Bögen je ein Item, eine Angabe zur Therapie, 3 Angaben zur Diagnose
5. Behandlungsprozess und -ergebnis Arzt	Bei 10 Bögen die beiden Angaben zur Einschätzung der Behandlung durch Vorgänger

Der SOMS-Bogen ist in Hinblick auf fehlende Daten nicht beurteilbar, da die Patienten beim Screening häufig die Symptome, unter denen sie nicht litten, gar nicht ankreuzten. Somit kann nicht festgestellt werden, ob das Symptom nicht vorlag oder in der Bewertung vergessen wurde.

Die fakultativen Zusatzfragen zum IPQ zu den drei wichtigsten Krankheitsursachen wurden von einem Patienten und zweimal von Seiten der Ärzte nicht beantwortet. Es kann jedoch nicht beurteilt werden, ob das Ausfüllen vergessen wurde oder deswegen nicht erfolgte, weil der Fragebogen schon alle Punkte abdeckte.

2.6.2 Umgang mit den fehlenden Daten

Beim HADS-Bogen und dem Fragebogen zur Patientenzufriedenheit wurden die fehlenden Werte zur Bildung von Summenscores durch die Mittelwerte der gegebenen Antworten ersetzt. So konnte den unterschiedlichen Antworttendenzen der Patienten Rechnung getragen werden.

Beim IPQ erschien es nicht sinnvoll, die fehlenden Werte zu ersetzen, da jeder Punkt für sich alleine eine Aussage trifft und aus den übrigen Angaben keine Rückschlüsse gezogen werden konnten. Ersetzt wurde der Wert lediglich bei der Bildung der Differenz der einzelnen IPQ-Bewertungen durch Arzt und Patient. Durch die Bildung der Differenzen sollte eine Übereinstimmung der Krankheitsmodelle geprüft werden und aus der Summe der Gesamtdifferenzen ließen sich Rückschlüsse auf den fehlenden Wert ziehen.

Die zehn fehlenden Werte bei der Bewertung der Behandlung durch ihre Vorgänger wurden ebenfalls nicht ersetzt, da die Bedeutung der „Aussage durch eine Nicht-Aussage" höher eingestuft wurde als ein Ersatzwert.

3. Ergebnisse

3.1 Soziodemografische Daten

Der verwendete Fragebogen zu den soziodemografischen Daten erfasste Alter, Geschlecht, Familienstand, Lebenssituation, Berufstätigkeit und Schulbildung der Patienten. Weiterhin wurde nach Vorerkrankungen, aktuellen Therapien und der Häufigkeit der Arztbesuche wegen der vorliegenden Beschwerden gefragt.

Tabelle 4 gibt einen Überblick in absoluten Zahlen und entsprechenden prozentualen Anteilen.

Tabelle 4

Geschlecht	männlich		weiblich	
	15	53,6%	13	46,4%

Herkunft	Shanghai		andere	
	12	42,9%	16	57,1%

Alter in Jahren	20-29		30-39		40-49		50-60		Durchschnitt	SD
	5	18,5%	11	40,7%	3	11,1%	8	29,6%	39,7 Jahre	12,3

Familienstand	ledig		verheiratet		geschieden		verwitwet		anderes	
	4	14,3%	20	71,4%	1	3,6%	2	7,1%	1	3,6%

Lebenssituation	Single		mit Partner		mit Eltern		mit Partner u. Kindern		anderes	
	6	21,4%	3	10,7%	13	46,4%	4	14,3%	2	7,1%

Beruf	selbstständig		Beamte		angestellt		Arbeiter		arbeitslos		Ruhestand		anderes	
	4	14,2%	1	3,6%	9	32,1%	7	25%	1	3,6%	4	14,2%	2	7,1%

Ergebnisse

Schulbildung	Grundschule		Junior High School		Senior High School		Universität		Doktortitel	
	1	3,6%	8	28,6%	8	28,6%	7	25,0%	3	10,7%

Die Frage nach Vorerkrankungen ergab bei acht Patienten (28,6%) ein negatives Ergebnis, während 19 Patienten (67,9%) Vorerkrankungen angaben. Ein Patient machte keine Angaben. Einen Überblick über die angegebenen Vorerkrankungen und die aktuelle Medikation oder Therapie gibt Tabelle 5.

Tabelle 5

Vorherige Diagnosen	kardio-vaskulär	neuro-logisch	meta-bolisch	gastro-intestinal	gynäkol./ urolog.	dermato-logisch	pulmonal
	7	6	1	7	6	4	2
	25,0%	21,4%	3,6%	25,0%	21,4%	14,3%	7,1%

Aktuelle Medikation / Therapie	Anzahl der Nennungen	
Antidepressiva	7	25,0%
Antidepressiva + Schlafmittel	1	3,6%
ASS + Vasodilatatoren	1	3,6%
Blutdruckmedikamente	1	3,6%
Magenschutz + Mikrochirurgie (Ovarialzyste)	1	3,6%
TCM, Medikamente	1	3,6%
Keine	15	53,6%

Bei der Frage nach der Häufigkeit der Arztbesuche wegen der genannten Beschwerden und ihrer Dauer ergab sich folgendes Ergebnis:

Tabelle 6

Arztbesuche	nie		1-2 mal		3-6 mal		6-12 mal		>12 mal	
	1	3,6%	3	10,7%	7	25,0%	4	14,3%	13	46,4%

Dauer der Beschwerden	<6 Monate		6-12 Monate		1-2 Jahre		>2 Jahre	
	4	14,3%	6	21,4%	1	3,6%	17	60,7%

Ergebnisse

Sieben Patienten gaben an, zum ersten Mal in der Psychosomatischen Ambulanz vorstellig zu sein, die anderen 21 Patienten waren zumindest einmal zuvor dort gewesen.
Für die weiteren Ausführungen möchte ich mich am Aufbau der Fragstellung im Einleitungsteil orientieren.

3.2 Mit welchen körperlichen und seelischen Symptomen und Beschwerden präsentieren sich die Patienten?

Zur Beantwortung dieser Frage wurden der SOMS- und der HADS-Fragebogen eingesetzt. Daraus ergaben sich die folgenden Ergebnisse.

3.2.1 SOMS

Der Patient sollte auf einer Liste mit körperlichen Beschwerden diejenigen angeben, die von den Ärzten nicht ursächlich begründet werden konnten. Es sollten auf einer Likert-Skala von 0 bis 4 die Symptome und mit ihnen verbundene Beeinträchtigungen bewertet werden, die schon länger als sechs Monate bestanden. In die Studie eingeschlossen wurden diejenigen Patienten, die vier oder mehr Symptome mit der Stärke 3 oder 4 bewerteten. Daher die Einteilung in „negativ" (Stärke 0-2) und „positiv" (Stärke 3-4)

3.2.1.1 Anzahl positiver Antworten
Tabelle 7

Symptom	Anzahl Nennungen	Angaben in Prozent
1. Kopf- oder Gesichtsschmerzen	7	25,0
2. Schmerzen im Bauch oder in der Magengegend	3	10,7
3. Rückenschmerzen	5	17,9
4. Gelenkschmerzen	3	10,7
5. Schmerzen in Armen oder Beinen	7	25,0
6. Brustschmerzen	2	7,1

7. Schmerzen im Enddarm	2	7,1
8. Schmerzen beim Geschlechtsverkehr	2	7,1
9. Schmerzen beim Wasserlassen	0	0
10. Übelkeit	8	28,6
11. Völlegefühl (sich aufgebläht fühlen)	4	14,3
12. Druckgefühl, Kribbeln oder Unruhe im Bauch	2	7,1
13. Erbrechen (außerhalb der Schwangerschaft)	1	3,6
14. Vermehrtes Aufstoßen (in der Speiseröhre)	7	25,0
15. „Luftschlucken", Schluckauf oder Brennen im Brust- u. Magenbereich	5	17,9
16. Unverträglichkeit von verschiedenen Speisen	3	10,7
17. Appetitverlust	6	21,43
18. Schlechter Geschmack im Mund oder stark belegte Zunge	10	35,7
19. Mundtrockenheit	11	39,3
20. Häufiger Durchfall	3	10,7
21. Flüssigkeitsaustritt aus dem Darm	1	3,6
22. Häufiges Wasserlassen	5	17,9
23. Häufiger Stuhldrang	3	10,7
24. Herzrasen oder Herzstolpern	21	75,0
25. Druckgefühl in der Herzgegend	14	50,0
26. Schweißausbrüche (heiß oder kalt)	12	42,9
27. Hitzewallungen oder Erröten	8	28,6
28. Atemnot (außer bei Anstrengung)	10	35,7
29. Übermäßig schnelles Ein-oder Ausatmen	6	21,4
30. Außergewöhnliche Müdigkeit bei leichter Anstrengung	13	46,4
31. Flecken oder Farbveränderungen der Haut	4	14,3
32. Sexuelle Gleichgültigkeit	8	28,6
33. Unangenehme Empfindungen im oder am Genitalbereich	4	14,3
34. Koordinations- oder Gleichgewichtsstörungen	3	10,7
35. Lähmung oder Muskelschwäche	5	17,9
36. Schwierigkeiten beim Schlucken oder Kloßgefühl	3	10,7
37. Flüsterstimme oder Stimmverlust	3	10,7
38. Harnverhaltung oder Schwierigkeiten beim Wasserlassen	2	7,1
39. Sinnestäuschungen	3	10,7
40. Verlust von Berührungs- oder Schmerzempfindungen	0	0
41. Unangenehme Kribbelempfindungen	2	7,1
42. Sehen von Doppelbildern	4	14,3

Ergebnisse

43. Blindheit	0	0
44. Verlust des Hörvermögens	1	3,6
45. Krampfanfälle	2	7,1
46. Gedächtnisverlust	4	14,3
47. Bewusstlosigkeit	2	7,1

Fragen für Frauen, 13 Fragebögen ausgefüllt		
48. Schmerzhafte Regelblutungen	2	16,7
49. Unregelmäßige Regelblutungen	2	16,7
50. Übermäßige Regelblutungen	2	16,7
51. Erbrechen während der gesamten Schwangerschaft	0	0
52. Ungewöhnlicher oder verstärkter Ausfluss aus der Scheide	1	8,3

Fragen für Männer, 15 Fragebögen ausgefüllt		
53. Impotenz oder Störungen des Samenergusses	0	0

3.2.1.2 Die fünf häufigsten Symptome
Tabelle 8

	Symptom	Anzahl der Nennungen	Angaben in Prozent
1	24. Herzrasen oder Herzstolpern	21	75,0%
2	25. Druckgefühl in der Herzgegend	14	50,0%
3	30. Außergewöhnliche Müdigkeit bei leichter Anstrengung	13	46,4%
4	26. Schweißausbrüche (heiß oder kalt)	12	42,9%
5	19. Mundtrockenheit	11	39,3%

3.2.1.3 Die fünf seltensten Symptome
Tabelle 9

	Symptom	Anzahl der Nennungen	Angaben in Prozent
1	53. Impotenz oder Störungen des Samenergusses	0	0
2	43. Blindheit	0	0
3	51. Erbrechen während der gesamten Schwangerschaft	0	0
4	40. Verlust von Berührungs- oder Schmerzempfindungen	0	0
5	9. Schmerzen beim Wasserlassen	0	0

Die komplette Anzahl angegebener Symptome lag bei 241, was ergab, dass im

Durchschnitt von jedem Patienten 8,6 Symptome als „stark" oder „sehr stark" eingestuft wurden. Die geringste Symptomanzahl betrug drei, die höchste 28.

3.2.1.4 Einteilung der Symptome nach ICD-10 und DSM-IV-

Rief und Kollegen ordneten die einzelnen Symptome den ICD-10-Kategorien der Haut-und Schmerz-Symptome, gastrointestinale, kardiovaskuläre und urogenitale Symptome zu, sowie den DSM-IV-Kategorien Schmerzen, gastrointestinale Symptome, Beschwerden der Sexualorgane und pseudoneurologische Symptome.

Die Tabellen 10 und 11 zeigen, wie häufig jedes Symptom aus den einzelnen Kategorien von den Patienten aus dem Shanghaier Kollektiv mit „stark" oder „sehr stark" bewertet wurde.

ICD-10

Tabelle 10

Symptomgruppe	Haut / Schmerz	gastronitestinal	kardiovaskulär	urogenital
Mittlere Häufigkeit jedes Symptoms	3,2	4,6	6	2,3

DSM-IV-

Tabelle 11

Symptomgruppe	Schmerzen	gastrointestinal	Sexualorgane	pseudoneurologisch
Mittlere Häufigkeit jedes Symptoms	3,4	3,8	2,4	2,6

Somit ergibt sich eine deutliche Häufung der kardiovaskulären Beschwerden, gefolgt von solchen des Verdauungstraktes.

Setzt man dies in den Kontext des gesamten Fragebogens, wie viele Patienten im Schnitt ein Symptom positiv bewerten, erhält man folgendes Ergebnis:

241 (Angaben starker Symptome) : 53 (Anzahl Symptome) = **4,5** Nennungen / Symptom.

Somit liegt die Kategorie der kardiovaskulären Beschwerden der ICD-10-Klassifikation über dem Durchschnitt.

Ergebnisse

3.2.1.5 Ergänzende Fragen

Die genannten Symptome wurden durch folgende Fragen aus dem SOMS-2 weiter charakterisiert.

Tabelle 12

	Frage	Antwort „Ja"		Antwort „Nein"	
1	Konnte der Arzt für die genannten Beschwerden eine genaue Ursache feststellen?	6	21,4%	22	78,6%
2	Wenn der Arzt Ihnen sagte, dass für Ihre Beschwerden keine Ursachen zu finden seien, konnten Sie das akzeptieren?	6	21,4%	22	78,6%
3	Haben die genannten Beschwerden Ihr Wohlbefinden sehr stark beeinträchtigt?	28	100%	0	0
4	Haben die genannten Beschwerden Ihr Alltagsleben (z. B. Familie, Arbeit, Freizeitaktivitäten) stark beeinträchtigt?	23	82,1%	5	17,9%

Die Patienten, die die Fragen 1 und 2 mit „Ja" beantwortet hatten, waren nicht dieselben.

3.2.2. HADS (Hospital Anxiety and Depression Scale)

Es ergab sich bei fünf Patienten (17,9%) kein Hinweis auf eine Angststörung, fünf Patienten (17,9%) erzielten eine Punktzahl zwischen 8 und 10 und 18 Patienten (64,3%) lagen in einem Bereich über 11 und machten so die Diagnose einer Angststörung wahrscheinlich. Die Auswertung hinsichtlich der Depressivität erbrachte bei sieben Patienten (25%) keinen Hinweis, bei sieben Patienten einen Hinweis auf das mögliche Vorliegen und bei 14 Patienten (50%) einen Hinweis auf das wahrscheinliche Vorliegen einer Depression.

Bei vier Patienten zeigte sich in der HADS kein Hinweis auf Angststörung oder Depression. Die anderen 24 erzielten zumindest in einer der beiden Kategorie Werte über der Schwelle von acht Punkten.

Ergebnisse

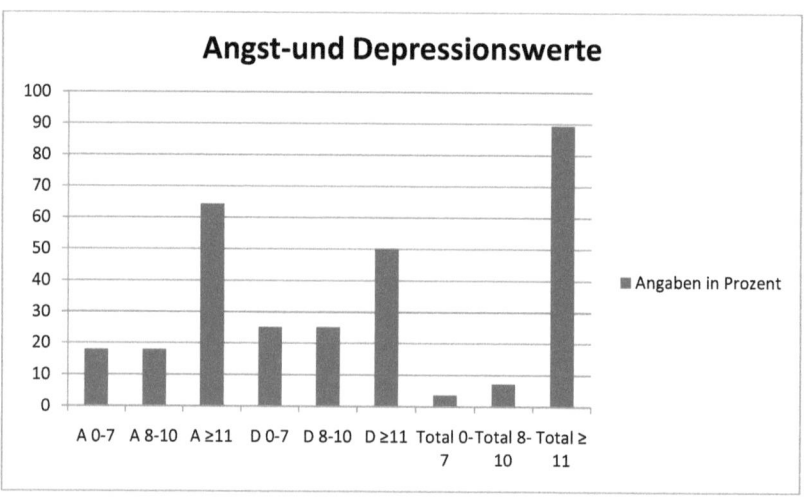

Abb. 3 (A = Punktwert für Angststörung, D = Punktwert für Depressivität)

Der HADS-Total-Score lag im Durchschnitt bei 20,3 (SD = 7,3) mit einem Range von 2 bis 32. Die durchschnittliche Punktzahl für Angst lag bei 11,4 (SD=4,081) mit einem Range von 1-18 und die durchschnittliche Punktzahl für Depressivität bei 9,3 (SD= 4,094) bei einem Range von 1-19.

Im Vergleich dazu wurde durch die behandelnden Ärzte 14 Mal die Diagnose einer Angststörung, dreimal die Diagnose einer Depression und einmal die Diagnose des gemeinsamen Vorliegens von Angststörung und Depression gestellt.

Abbildung 4 zeigt die Übereinstimmung der gestellten Diagnosen mit den Punktwerten aus der HADS. Die Angaben sind in Prozent der zutreffenden Zuordnungen gemacht. Die Diagnose der somatoformen Störung wurde ebenfalls als zutreffend gewertet.

Ergebnisse

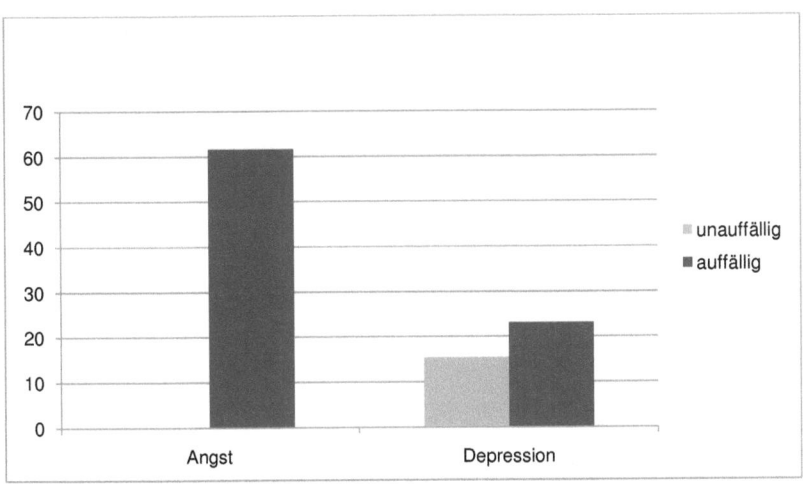

Abb.4 **Übereinstimmung von HADS-Score und Diagnosen** (Angaben in Prozent)

3.3 Welche ursächlichen Erklärungen für die Symptome existieren bei den Patienten und ihren behandelnden Ärzten?

Um dies herauszufinden, wurde der Fragebogen zur Erfassung der Krankheitsursache aus dem IPQ eingesetzt. Sowohl der Arzt als auch der Patient erhielten einen Bogen, auf dem sie ursächliche Faktoren für die Beschwerden des Patienten bewerten sollten. Zusätzlich sollte der Patient die Behandlung, die er erwartete, und der Arzt seine Diagnose und die angesetzte oder empfohlene Therapie angeben.

3.3.1 IPQ und Behandlungserwartung der Patienten

Im IPQ konnten 18 mögliche Einflussfaktoren mit fünf verschiedenen Antwortmöglichkeiten von 1 (= Stimmt überhaupt nicht) bis 5 (= Stimmt voll und ganz) bewertet werden.

3.3.1.1 Bewertung der Einflussfaktoren

Die folgende Tabelle zeigt eine Übersicht über die Bewertung der einzelnen Faktoren. Die Prozent-Angaben entsprechen dem jeweiligen Anteil der Nennungen durch die Patienten.

Tabelle 13 a

Item	Bewertung					Mittelwert	SD
	1	2	3	4	5		
C1	3,6%	3,6%	28,6%	35,7%	28,6%	3,28	1,02
C2	39,3%	35,7%	21,43%	3,6%	0	1,89	0,86
C3	50,0%	39,3%	10,7%	0	0	1,41	0,69
C4	28,6%	42,9%	25,0%	3,6%	0	2,03	0,92
C5	35,7%	28,6%	14,3%	3,6%	0	2,21	1,17
C6	26,9%	42,3%	19,2%	11,5%	0	2,15	0,97
C7	44,4%	44,4%	11,1%	0	0	1,67	0,80
C8	18,5%	14,8%	40,7%	22,2%	3,7%	2,29	1,12
C9	7,4%	22,2%	37,0%	18,5%	14,8%	3,11	1,15
C10	10,7%	28,6%	25,0%	21,4%	14,3%	3,00	1,25
C11	7,7%	34,6%	34,6%	23,1%	7,7%	2,89	1,07
C12	7,1%	7,1%	35,7%	42,9%	7,1%	3,36	0,99
C13	35,7%	25,0%	28,6%	10,7%	0	2,14	1,04
C14	59,3%	37,0%	3,7%	0	0	1,44	0,64
C15	57,1%	28,6%	10,7%	3,6%	0	1,61	0,87
C16	51,9%	33,3%	3,7%	11,1%	3,7%	1,86	1,15
C17	3,6%	14,3%	50,0%	25,0%	7,1%	3,25	0,90
C18	17,9%	28,6%	50,0%	3,6%	0	2,29	0,83

Die Berechnung der mittleren Punktzahl, mit welcher die einzelnen Faktoren gewichtet wurden, ergab folgende Rangfolge:

Tabelle 13 b

	Faktor	Mittelwert
1.	C1. Stress und Sorgen	3,82
2.	C12. Mein emotionales Befinden, z.B. sich bedrückt, einsam, ängstlich, leer fühlen	3,36
3.	C17. Meine Persönlichkeit	3,25
4.	C9. Meine Einstellung, z.B. negatives Denken über das Leben	3,11
5.	C10. Familienprobleme oder Sorgen verursachten meine Krankheit	3,0

Ergebnisse

6.	C11. Überarbeitung	2,89
7.	C8. Mein eigenes Verhalten	2,78
8.	C18. Verändertes Immunsystem	2,29
9.	C5. Zufall oder Pech	2,21
10.	C6. Schlechte medizinische Versorgung in der Vergangenheit	2,15
11.	C13. Alterungsprozess	2,14
12.	C4. Ernährungs- oder Essgewohnheiten	2,03
13.	C2. Vererbt kommt in meiner Familie öfter vor	1,89
14.	C16. Unfall oder Verletzung	1,86
15.	C7. Umweltverschmutzung / Umweltgifte	1,67
16.	C15. Rauchen	1,61
17.	C14. Alkohol	1,44
18.	C3. Bakterien oder Viren	1,41

Der Mittelwert aller Items beträgt 2,4 (SD=1,18).

Als Ergänzung zu den 18 vorgegebenen Items hatten die Patienten die Möglichkeit, in Form von offenen Fragen drei weitere wichtige Faktoren für die Entstehung ihrer Krankheit zu nennen.

3.3.1.2 Die drei häufigsten Ursachen (offene Zusatzitems)

Tabelle 14

	Ursache	Zahl der Nennungen / Prozent
1.	C1 (Stress und Sorgen)	13 / 16,5%
2.	C12 (Emotionaler Status)	13 /16,5 %
3.	C10 (Familiäre Sorgen und Probleme)	11 /13,9%
4.	C17 (Eigene Persönlichkeit)	9 / 11,4%
5.	C9 (Eigene Einstellungen)	4 / 5,1%
6.	C11 (Überarbeitung)	3 / 3,8%
7.	C18 (Gestörtes Immunsystem)	3 / 3,8%
8.	C16 (Pech oder Unfall)	3 / 3,8%
9.	C6 (Schlechte medizinische Versorgung in der Vergangenheit)	2 / 2,5%
10.	C13 (Alterungsprozesse)	2 /2,5%
11.	C8 (Eigenes Verhalten)	2 /2,5%
12.	Andere	9 /11,4%
13.	Nicht ausgefüllt	5 / 6,3%

Anzahl der Nennungen insgesamt: 79

Ergebnisse

Die von den Patienten zusätzlich als wichtigste Krankheitsursache angegebenen Faktoren stimmten weitgehend mit der Bewertung in den IPQ-Fragebögen überein. Hier waren die fünf wichtigsten Faktoren C1 (Stress und Sorgen), C12 (Eigener emotionaler Status), C17 (Eigene Persönlichkeit), C9 (Eigene Einstellung) und C10 (Familiäre Probleme oder Sorgen). Nur die Faktoren C9 (Eigene Einstellung), C6 (schlechte medizinische Versorgung in der Vergangenheit) und C18 (Verändertes Immunsystem) wurden unterschiedlich eingestuft, je nachdem, ob sie direkt angegeben oder indirekt durch die Gewichtung auf der Likert-Skala beurteilt wurden.

3.3.1.3 Vom Patienten erwartete oder erwünschte Therapie

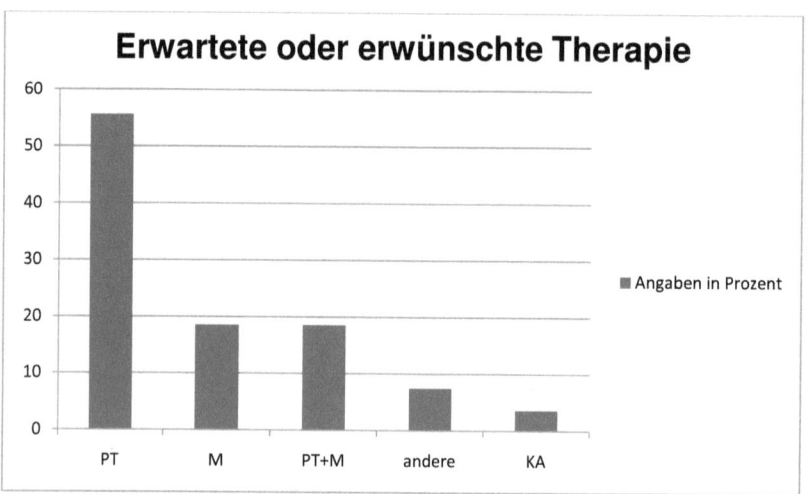

Abb.5 (PT = Psychotherapie, M = Medikamente, PT+M = Psychotherapie plus Medikamente, KA = keine Angaben)

Die Frage nach der erwarteten oder gewünschten Therapie wurde von 15 Patienten (55,6%) mit „Psychotherapie" beziehungsweise „Psychologischer Beratung" beantwortet, fünf Patienten (18,5%) erwarteten eine Kombination aus Psychotherapie und Medikamenten, ebenso viele nur medikamentöse Therapie.
Zwei Patienten (7,4%) gaben „anderes" an, ein Patient machte keine Angaben.

Ergebnisse

3.3.2 IPQ, Diagnose und Therapie, Arzt

Im IPQ konnte der Arzt mögliche Ursachen der Beschwerden seines Patienten bewerten, ob und in welchem Ausmaß sie Einfluss auf die Entstehung der Beschwerden hatten. Es gab 18 mögliche Faktoren, die analog zum Patienten-Fragebogen auf einer Likert-Skala von 1 (= stimmt überhaupt nicht) bis 5 (= stimmt voll und ganz) gewichtet werden konnten.

3.3.2.1 Bewertung der Einflussfaktoren

Die folgende Tabelle veranschaulicht die Bewertung der einzelnen Faktoren durch die Ärzte. Die Prozent-Angaben entsprechen dem jeweiligen Anteil der Nennungen durch die Ärzte.

Tabelle 15 a

Item	Bewertung 1	2	3	4	5	Mittelwert	SD
C1	0	0	0	35,7%	64,3%	4,6	0,49
C2	17,9%	39,3%	39,3%	3,6%	0	2,29	0,81
C3	64,3%	35,7%	0	0	0	1,36	0,49
C4	25%	67,9%	7,1%	0	0	1,8	0,55
C5	21,4%	67,9%	7,1%	3,6%	0	1,93	0,80
C6	17,9%	71,4%	10,7%	0	0	1,92	0,54
C7	67,9%	32,1%	0	0	0	1,32	0,48
C8	0	14,3%	35,7%	39,3%	10,7%	3,46	0,79
C9	0	10,7%	17,9%	57,1%	14,3%	3,75	0,82
C10	0	10,7%	10,7%	32,1%	46,4%	4,14	1,00
C11	0	28,6%	35,7%	28,6%	7,1%	3,14	0,86
C12	0	7,1%	10,7%	50,0%	32,1%	4,07	0,74
C13	10,7%	57,1%	21,4%	7,1%	3,6%	2,46	0,88
C14	42,9%	53,6%	0	3,6%	0	1,64	0,68
C15	42,9%	50,0%	7,1%	0	0	1,64	0,62
C16	46,4%	57,1%	10,7%	0	0	1,64	0,68
C17	0	0	19,2%	57,7%	23,0%	4,04	0,66
C18	32,1%	64,3%	0	3,6%	0	1,75	0,65

Ergebnisse

Die Errechnung der Mittelwerte ergab die in Tabelle 15 b dargestellte Rangfolge:

Tabelle 15 b

	Faktor	Mittelwert
1.	C1. Stress und Sorgen	4,64
2.	C10. Familienprobleme oder Sorgen verursachten die Krankheit	4,14
3.	C12. Emotionales Befinden, z.B. sich bedrückt, einsam, ängstlich, leer fühlen	4,07
4.	C17. Persönlichkeit	4,04
5.	C9. Einstellung, z.b. negatives Denken über das Leben	3,75
6.	C8. Eigenes Verhalten	3,46
7.	C11. Überarbeitung	3,14
8.	C13. Alterungsprozess	2,46
9.	C2. Vererbt kommt in dieser Familie öfter vor	2,29
10.	C5. Zufall oder Pech	1,93
11.	C6. Schlechte medizinische Versorgung in der Vergangenheit	1,21
12.	C4. Ernährungs- oder Essgewohnheiten	1,82
13.	C18. Verändertes Immunsystem	1,75
14.	C14. Alkohol	1,64
15.	C15. Rauchen	1,64
16.	C16. Unfall oder Verletzung	1,64
17.	C3. Bakterien oder Viren	1,64
18.	C7. Umweltverschmutzung / Umweltgifte	1,32

Der Mittelwert aller Items beträgt 2,6 (SD=1,29).

3.3.2.2 Diagnosen

Abbildung 6 zeigt eine Übersicht der von den behandelnden Ärzten gestellten Diagnosen.

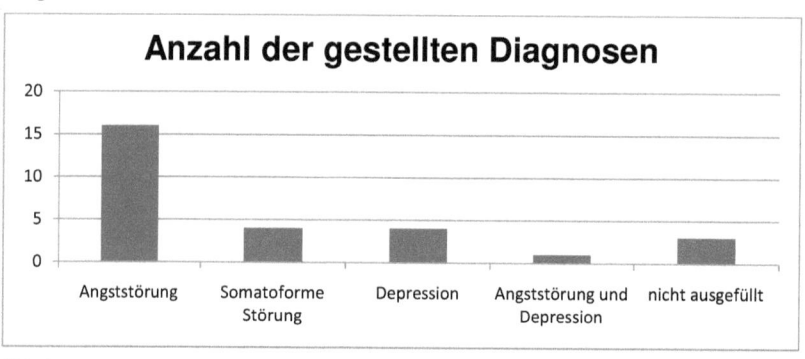

Abb.6

Ergebnisse

3.3.2.3 Die drei häufigsten Ursachen aus Sicht des Arztes (offene Zusatzitems)

Die Auswertung der drei offenen Zusatzitems wurde durch die Ärzte nicht genutzt, um abweichende oder zusätzliche Krankheitsursachen zu nennen, sondern bestätigte hauptsächlich die Gewichtung der vorgegebenen Items im IPQ. Tabelle 16 gibt eine Übersicht der genannten Punkte.

Tabelle 16

Ursache	Zahl der Nennungen / Prozent
1. C1 (Stress und Sorgen)	24 / 30,8%
2. C10 Familiäre Sorgen und Belastungen)	14 / 17,9%
3. C17 (Eigene Persönlichkeit)	13 / 16,7%
4. C12 (Emotionaler Status)	12 / 15,4%
5. C9 (Eigene Einstellung)	7 / 9,0%
6. C8 (Eigenes Verhalten)	4 / 5,1%
7. C11 (Überarbeitung)	2 / 2,6%
8. C13 (Alterungsprozesse)	1 / 1,3%
9. C5 (Pech oder Unfall)	1 / 1,3%

Gesamtzahl der Nennungen: 78

3.3.2.4 Vom Arzt empfohlene oder durchgeführte Therapie

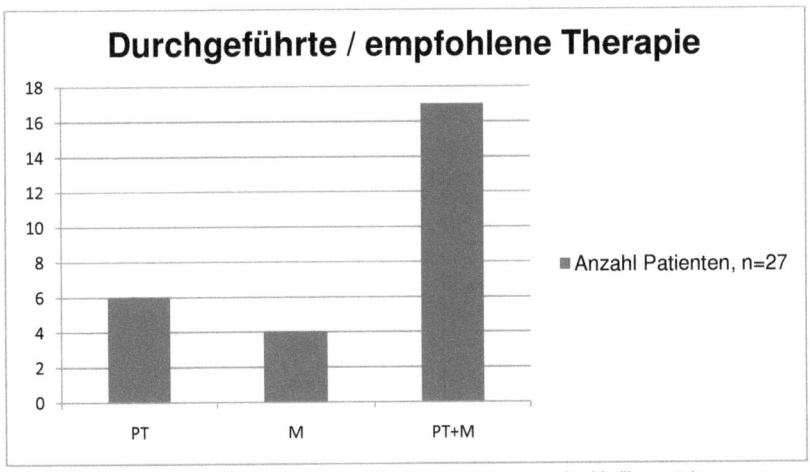

Abb.7 (PT = Psychotherapie, M = Medikamente, PT + M = Psychotherapie plus Medikamente)

Ergebnisse

3.4 Inwieweit stimmen die Symtomattributionen von Ärzten und Patienten überein?

Die Übereinstimmung der Symptomattributionen von Ärzten und Patienten wurde durch den Vergleich der IPQ-Ergebnisse überprüft. Zuerst wurde eine Korrelationsanalyse mittels Pearson-Koeffizient durchgeführt, um signifikante Korrelationen der einzelnen Items zu ermitteln.

3.4.1 Ergebnisse des IPQ-Vergleichs

3.4.1.1 Korrelierende und übereinstimmende Items

Korrelierende Items waren der Punkt C3 (Bakterien und Viren), C4 (Ernährung, schlechte Ernährungsgewohnheiten), C10 (Familiäre Sorgen oder Probleme), C11 (Überarbeitung), C13 (Alterungsprozesse).
Eine Übersicht über das Maß der Korrelation, das Signifikanzniveau und die mittlere Gewichtung der Items durch die Ärzte und Patienten gibt Tabelle 17.

Tabelle 17

Item	Korrelation	Signifikanz	Mittl.Gewichtung Patienten	Mittl.Gewichtung Ärzte
C3	0,431	0,022	1,41	1,36
C4	0,482	0,009	2,03	1,82
C10	0,421	0,026	3,00	4,14
C11	0,567	0,002	2,89	3,14
C13	0,401	0,035	2,14	2,36

Die berechneten Korrelationen verhalten sich wie folgt

$r < 0,2$	sehr geringe Korrelation
$0,2 < r < 0,5$	geringe Korrelation
$0,5 < r < 0,7$	mittlere Korrelation
$0,7 < r < 0,9$	hohe Korrelation
$r > 0,9$	sehr hohe Korrelation

Ergebnisse

Das Signifikanzniveau wird folgendermaßen festgelegt

p ≤ 0,01   hoch signifikant
0,01 < p ≤ 0,05   signifikant
p > 0,05   nicht signifikant

Um die Übereinstimmung der einzelnen Fälle zu analysieren, wurde für jedes Item die Differenz der Angaben von Arzt und Patient gebildet. Schätzten beide einen ursächlichen Faktor als gleich bedeutsam ein, ergab sich die Differenz null. Wichen die Bewertungen voneinander ab, konnte sich für ein Item eine maximale Differenz vom Betrag vier ergeben. Bei 18 bewerteten Faktoren waren so Ergebnisse zwischen null (=absolute Übereinstimmung) und 72 (=absolut keine Übereinstimmung) möglich.
Bei der durchgeführten Untersuchung ergaben sich Werte zwischen 6 und 24 Punkten, der Mittelwert lag bei 14,9 (SD=5,41).
Abbildung 7 zeigt eine Übersicht über die errechneten IPQ-Differenzen.

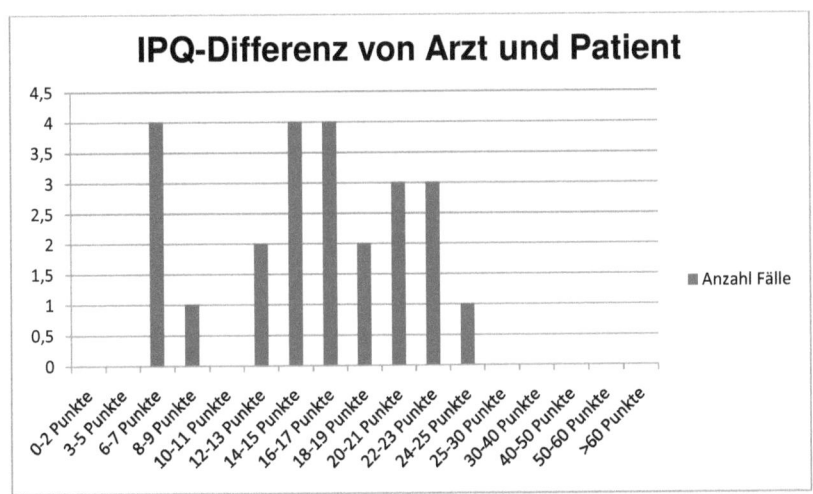

Abb.8

3.4.1.2 Attributions-Kategorien

Nach Moss-Morris und Kollegen lassen sich die 18 IPQ-Items nach verschiedenen Attributionen in folgende vier Kategorien einordnen: 1. Psyche (C1, C9, C10, C11,

C12, C17), 2. Risikofaktoren (C2, C4, C6, C8, C13, C14, C15), 3. Immunsystem (C3, C7, C18) und 4. Zufall oder Unfall (C5, C16). Auch die drei offenen Items wurden den vier Kategorien zugeordnet. Dabei zeigte sich die in Tabelle 18 dargestellte Verteilung:

Tabelle 18

Attribution	Mittelwert Patienten	SD	Mittelwert Ärzte	SD	Korrelation
Psychologisch	3,23	0,64	3,94	0,40	.178
Risikofaktoren	2,02	0,47	2,17	0,32	.158
Immunsystem	1,92	0,52	1,48	0,36	.245
Unfall oder Zufall	2,04	1,09	1,80	0,55	.260

Ärzte und Patienten schreiben die aufgetretenen Symptome hauptsächlich psychischen Faktoren zu, sowohl in der Evaluation der vorgegebenen Items, als auch bei Nutzung der Freitextfelder. Eine signifikante Korrelation ergibt sich jedoch bei keiner der Attributionen.

3.5 Wie zufrieden sind die Ärzte und Patienten mit der Behandlung?

Die Zufriedenheit von Ärzten und Patienten sollte mithilfe der Instrumente CARE (Consultational and Relational Empathy) und dem Fragebogen zu Behandlungsprozess und -ergebnis erfasst werden. Hierbei steht der CARE als Maß für die Qualität der Arzt-Patient-Beziehung und für die Zufriedenheit mit der ärztlichen empathischen Haltung. Der Bogen zu Behandlungsprozess und -ergebnis steht als Maß für den geschätzten Erfolg der Behandlung.

3.5.1 CARE (Consultational and Relational Empathy)

Im CARE-Fragebogen konnte der Patient mithilfe der in der Tabelle präsentierten Fragen einen Gesamteindruck vom Verhalten seines Arztes wiedergeben. Die Bewertung erfolgte auf einer Likert-Skala von eins (= trifft voll und ganz zu) bis fünf (= trifft überhaupt nicht zu).
Tabelle 19 zeigt, wie die Fragen von den Patienten im Schnitt bewertet wurden.

Ergebnisse

Tabelle 19

Frage	MW	SD
1. Hat sich der Arzt so verhalten, dass Sie sich in seiner Nähe wohlfühlen konnten? (Er war freundlich, warmherzig und respektvoll, aber nicht kühl und kurz angebunden)	1,3	0,59
2. Hat der Arzt Sie Ihre eigene (Krankheits-)Geschichte erzählen lassen? (Er gab Ihnen Zeit, Ihre Krankheit ausführlich zu beschreiben. Er hat Sie dabei nicht unterbrochen oder abgelenkt)	1,5	0,79
3. Hat der Arzt Ihnen wirklich zugehört? (Er hat dem, was Sie gesagt haben, seine volle Aufmerksamkeit geschenkt und dabei nicht auf seine Unterlagen oder auf den Computer geschaut)	1,4	0,63
4. Hat sich der Arzt für Sie als Mensch und für Ihre Umwelt interessiert? (Er kannte oder fragte nach wichtigen Einzelheiten Ihres Lebens oder Ihrer persönlichen Situation und hat Sie nicht wie eine „Nummer" behandelt)	1,4	0,69
5. Hat der Arzt Ihre Sorgen wirklich verstanden? (Er konnte Ihnen das Gefühl vermitteln, dass er Ihre Sorgen genau verstanden hat. Er hat dabei nichts übersehen und ist über nichts hinweggegangen)	1,6	0,68
6. War der Arzt fürsorglich und hat er Mitgefühl gezeigt? (Er hat sich aufrichtig um Sie gekümmert und sich Ihnen gegenüber menschlich gezeigt. Dabei war er nicht gleichgültig oder distanziert.)	1,5	0.69
7. Hat der Arzt Ihnen Mut gemacht? (Er hatte eine zuversichtliche Einstellung. Er war ehrlich, aber gegenüber Ihren Problemen nicht negativ eingestellt.)	1,4	0,57
8. Hat der Arzt Ihnen alles verständlich erklärt? (Er hat Ihre Fragen vollständig beantwortet und alles eindeutig erklärt. Er gab Ihnen ausreichend Informationen und hat Sie nicht im Unklaren gelassen)	1,5	0,64
9. Hat der Arzt geholfen, einen Weg zu finden mit Ihrer Krankheit umzugehen? (Er hat gemeinsam mit Ihnen erkundet, wie Sie selbst Ihren Gesundheitszustand verbessern können. Dabei hat er Sie ermutigt, anstatt Sie zu belehren.)	1,6	0,68
10. Hat der Arzt mit Ihnen zusammen einen Behandlungsplan erstellt? (Er hat mit Ihnen die Behandlungsmöglichkeiten diskutiert und Sie in Entscheidungen soweit Sie dies gewünscht haben einbezogen. Dabei hat er Ihre Sichtweise nicht ignoriert.)	1,8	0,75

Es ergab sich ein Gesamt-Mittelwert von 1,5 bei einem Range von 1,0 bis 3,0.

3.5.2 Fragebogen zu Behandlungsprozess und -ergebnis

Der Fragebogen zu Behandlungsprozess und -ergebnis für Patienten sollte erfassen, wie zufrieden die Patienten mit ihrer aktuellen und der vorhergehenden Behandlung waren und für wie erfolgreich sie sie hielten. Die Bewertung erfolgte auf einer Likert-Skala von 0 (= gar nicht erfolgreich) bis 5 (= sehr erfolgreich).

Ergebnisse

3.5.2.1 Fragen zur vorherigen Behandlung

Tabelle 20

Frage	MW	SD
1. Wie erfolgreich schätzen Sie die Behandlung vor der jetzigen ein?	2,1	1,41
2. Wie zufrieden sind Sie mit Ihrer Behandlung vor der jetzigen?	2,3	1,44
3. Inwieweit fühlten Sie sich von Ihrem vorherigen Behandler verstanden?	2,8	1,41

Für alle drei Fragen zusammen ergibt sich ein Mittelwert von 2,4 (SD=1,44) bei einem Range von 0 bis 5.

3.5.2.2 Fragen zur jetzigen Behandlung

Tabelle 21

Frage	MW	SD
1. Wie erfolgreich schätzen Sie Ihre jetzige Behandlung ein?	3,7	0,98
2. Wie zufrieden sind Sie mit Ihrer jetzigen Behandlung?	3,8	0.98
3. Fühlten Sie sich von Ihrem Arzt verstanden?	4,2	1,02
4. Fühlten Sie sich von Ihrem Arzt in Ihren Beschwerden ernstgenommen?	4,5	0,74
5. Hat Ihnen Ihr Arzt ausführlich erklärt, woher Ihre Beschwerden möglicherweise kommen?	4,2	0,86
6. Können Sie dieser Erklärung zustimmen?	4,1	0,79
7. Ist Ihr Arzt auf Ihre Vorstellungen über die Entstehung und Behandlung der Beschwerden eingegangen?	4,0	0,74
8. Inwieweit hatten Sie den Eindruck, dass Ihr Arzt und Sie das Gleiche meinen, wenn Sie über Ihre Beschwerden und deren Behandlung sprechen?	3,8	0,92
9. Wurden Ihre Sichtweise und Ihre Meinung bei der Planung der Behandlung mit einbezogen?	3,9	0,90

Die ersten beiden Items ergeben einen Mittelwert von 3,8 (SD=0,98).
Die spezifischen Items für Patienten mit somatoformen Störungen (Items 3-9) ergeben einen Mittelwert von 4,1 (SD=0,87)
Der Gesamt-Mittelwert aller neun Items liegt bei 4,0 (SD=0,90) mit einem Range zwischen den einzelnen Patienten von 2,4 bis 5.

3.5.3 Zufriedenheit mit der Behandlung aus Sicht des Arztes

In diesem Bogen konnte der Arzt auf einer Likert-Skala von 0 (= gar nicht erfolgreich) bis 5 (= sehr erfolgreich) bewerten, für wie erfolgreich er die Behandlung seines Patienten hielt. Die ersten beiden Fragen bezogen sich auf die Behandlung durch vorangegangene Therapeuten, die Fragen 3-13 dienen der Einschätzung der eigenen Behandlung.

Tabelle 22

Frage	MW	SD
1. Wie erfolgreich schätzen Sie die Behandlung des Patienten durch Ihre Vorgänger ein?	3,2	0,88
2. Wie zufrieden sind Sie mit der Behandlung des Patienten durch Ihre Vorgänger?	3,4	0,92
3. Wie erfolgreich schätzen Sie Ihre jetzige Behandlung ein?	3,7	0,60
4. Wie zufrieden sind Sie mit Ihrer jetzigen Behandlung?	3,8	0,63
5. Inwieweit glauben Sie, fühlte sich der Patient von Ihnen als Arzt verstanden?	3,9	0,59
6. Glauben Sie, dass sich Ihr Patient in seinen Beschwerden ernstgenommen fühlte?	4,3	0,55
7. Haben Sie Ihrem Patienten ausführlich erklärt, woher seine Beschwerden möglicherweise kommen?	4,5	0,51
8. Haben Sie den Eindruck, dass er diesen Erklärungen zustimmen konnte?	4,0	0,57
9. Sind Sie auf die Vorstellungen Ihres Patienten über die Entstehung und Behandlung der Beschwerden eingegangen?	4,1	0,42
10. Inwieweit hatten Sie den Eindruck, dass Ihr Patient und Sie das Gleiche meinen, wenn Sie über seine Beschwerden und deren Behandlung sprechen?	3,9	0,61
11. Hatten Sie das Gefühl, seine Sichtweise und seine Meinung bei der Planung der Behandlung mit einzubeziehen?	4,0	0,38
12. Inwieweit hatten Sie die Möglichkeit, auf das emotionale Befinden des Patienten einzugehen?	4,3	0,55
13. Inwieweit hatten Sie die Möglichkeit, auch nach Belastungen z.B. im Beruf oder in der Familie zu fragen?	4,4	0,50

Der Mittelwert der beiden Fragen zur vorherigen Behandlung liegt bei 3,3. Es bleibt jedoch zu berücksichtigen, dass die beiden Fragen zehnmal nicht beantwortet wurden.

Alle Items zur eigenen Behandlung zusammen ergaben einen Mittelwert von 4,1 (SD=0,59).

Ergebnisse

3.5.4 Behandlungszufriedenheit von Arzt und Patient im Vergleich

Zum Vergleich der Behandlungszufriedenheit von Arzt und Patient wurden für die korrespondierenden Fragen jeweils Korrelation und Signifikanz errechnet.

3.5.4.1 Korrelation der Fragen zur Behandlungszufriedenheit

Tabelle 23

	Signifikanz	Korrelation
1. Behandlungszufriedenheit	0,086	0,33
2. Zustimmung des Patienten	0,095	0,322
3. Übereinstimmung der Vorstellungen	0,377	0,174
4. Eingehen auf die Vorstellungen des Patienten	0,515	0,134
5. Behandlungserfolg	0,584	0,108
6. Ausführliche Erklärungen	0,636	0,094
7. Verständnis	0,852	0,037
8. Ernst genommen werden	1	0
9. Einbeziehung der Meinung des Patienten	0,604	-0,102

Unter der Annahme eines signifikanten Ergebnisses bei einem Wert für p unter 0,05 beim Vergleich der Antworten von Arzt und Patient, liegt bei keiner Antwort eine signifikante Korrelation vor.

3.5.4.2. Vergleich der einzelnen Fälle

Zur genaueren Betrachtung der einzelnen Fälle wurde die Differenz der Punktzahlen gebildet, die Arzt und Patient zur Evaluation der Behandlung angegeben hatten.
Ergab sich ein positives Ergebnis, hatte der Patient die Behandlung insgesamt erfolgreicher eingeschätzt als der Arzt, bei einem negativen Ergebnis der Arzt besser als der Patient. Lag das Ergebnis bei null hatten Arzt und Patient die Behandlung insgesamt gleich evaluiert.

Ergebnisse

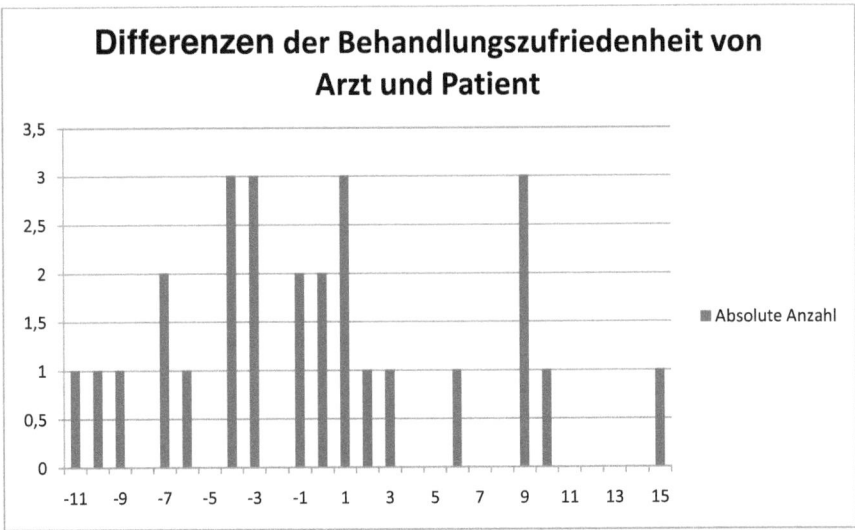

Abb.9

Es ergab sich, dass zwölfmal die Patienten die Behandlung besser eingeschätzt hatten als die Ärzte. Hierbei betrug die durchschnittliche Differenz der Gesamtpunktzahl 5,8. 14 Mal stuften die Ärzte den Behandlungserfolg höher ein als die Patienten, die Differenz der Punktwerte lag dabei im Schnitt bei 5,5. Zweimal war das Ergebnis gleich null, was bedeutet, dass Arzt und Patient die Behandlung insgesamt mit genau gleicher Punktzahl bewertet hatten.

Es ergab sich somit nicht, dass die Patienten auffällig häufiger oder seltener als die Ärzte die Behandlung besser oder schlechter bewertet hatten. Auch die Differenz der Punkte, die besagt, um wie viel die Behandlung besser oder schlechter eingestuft wurde, lag mit 5,8 bei den Patienten und 5,5 bei den Ärzten verhältnismäßig nahe beieinander.

Um eine mögliche Abhängigkeit dieses Ergebnisses vom behandelnden Arzt zu überprüfen, wurde analysiert, welcher Patient bei welchem Arzt in Behandlung war. Es ergab sich, dass achtmal Dr. Wu und sechsmal Professor Zhao ihre Behandlung besser bewertet hatten als ihre Patienten. Umgekehrt wurde Dr. Wus Behandlung achtmal und Professor Zhaos Behandlung sechsmal besser evaluiert, als sie selbst es getan hatten.

Somit zeigte sich kein auffälliger Zusammenhang zwischen der Zufriedenheit mit der Behandlung und dem behandelnden Arzt.

3.6 Hat eine Übereinstimmung der Symptomattributionen von Arzt und Patient einen Einfluss auf die Zufriedenheit des Patienten mit der Behandlung?

Um diese Frage zu klären, wurde die Differenz der IPQ-Werte als Maß der Übereinstimmung der Krankheitserklärungen von Arzt und Patient in Bezug zum Maß der Zufriedenheit mit der Behandlung gesetzt.

3.6.1 IPQ-Differenz und Behandlungszufriedenheit

Eine niedrige IPQ-Differenz bedeutet ein hohes Maß an Übereinstimmung der Symptomattributionen von Arzt und Patient. Die Zufriedenheit mit der Behandlung drückte sich anhand der Werte für CARE und den Fragebogen zu Behandlungsprozess und -ergebnis aus.

Tabelle 24 a

Code Patient	IPQ-Differenz	CARE (Patient)	Behandlungszufriedenheit (Patient)	Behandlungszufriedenheit Differenz
19	6	13	33	-1
20	6	13	39	3
26	6	27	29	-4
18	7	12	36	0
21	7	16	43	9
23	8	16	33	-3
6	12	11	43	0
8	12	15	41	6
12	12	19	31	-1
28	13	17	37	-4
5	15	10	45	15
7	15	13	31	-7
14	15	19	30	-6
22	15	24	22	-7
29	15	10	33	-4
3	16	13	28	-11

Ergebnisse

10	17	12	39	1
16	17	14	38	2
17	17	10	45	10
11	18	15	41	6
27	18	10	40	1
9	19	10	44	9
15	20	21	25	-9
25	20	10	36	-3
2	22	30	29	-10
24	22	11	45	9
4	23	15	44	9
13	24	15	40	1

Ranges
- IPQ-Differenz: 0 (sehr gute Übereinstimmung)-62 (keine Übereinstimmung)
- CARE-Werte: 10 (sehr hohe Zufriedenheit)-30 (keine Zufriedenheit)
- Behandlungszufriedenheits-Werte: 45 (sehr gut)-22 (sehr schlecht)
- Differenz der Behandlungszufriedenheit: 0 = Arzt und Patient stimmen mit der Einschätzung der Behandlung vollkommen überein, negativer Wert = Arzt bewertet Behandlung besser, positiver Wert = Patient bewertet Behandlung besser

Der durchschnittliche CARE-Wert lag bei (421:28 =) 15.
Die durchschnittliche Behandlungszufriedenheit betrug (1020:28 =) 36,4.

Teilt man die Patienten nach der IPQ-Differenz in zwei Untergruppen, eine Gruppe mit Werten von sechs bis 15 und eine Gruppe von 16 bis 24, ergibt sich für den durchschnittlichen CARE-Wert in der ersten Gruppe (235:15 =) 15,67 und für die zweite Gruppe der CARE-Wert (186:13 =) 14,31. Für die erste Gruppe ergibt sich eine durchschnittliche Behandlungszufriedenheit von (526:15 =) 35,07, für die zweite eine von (494:13 =) 38. In beiden Gruppen weichen die durchschnittlichen Werte für CARE und die Behandlungszufriedenheit kaum von den Durchschnittswerten der gesamten Patientenzahl ab.

Für eine differenziertere Analyse wurde eine weitere Unterteilung vorgenommen und die Patienten nach der IPQ-Differenz in vier Gruppen unterteilt.

Tabelle 21 zeigt die durchschnittlichen CARE- und Behandlungszufriedenheitswerte der vier Gruppen.

Ergebnisse

Tabelle 24 b

Gruppe	Anzahl der Patienten	CARE-Wert	Behandlungs-zufriedenheit
IPQ-Differenz 5-10	6	16,17	35,50
IPQ-Differenz 11-15	9	15,33	34,30
IPQ-Differenz 16-20	9	12,78	27,33
IPQ-Differenz 21-25	4	17,75	39,50

Lediglich die Gruppe mit einer IPQ-Differenz zwischen 16 und 20 zeigt eine höhere Zufriedenheit im Rahmen des CARE-Fragebogens, während sie die Behandlung im Fragebogen zu Behandlungsprozess und –ergebnis insgesamt schlechter bewertet als die anderen Gruppen. Ansonsten ergeben sich kaum Abweichungen von den Durchschnittswerten.

3.6.2 IPQ-Differenz und mögliche Einflussfaktoren

Um weitere Einflussfaktoren auf die Übereinstimmung der Krankheitsmodelle zu untersuchen, wurde die IPQ-Differenz in Beziehung zu den Ergebnissen des SOMS und des HADS-Bogens sowie den soziodemografischen Daten gesetzt.
Die Ergebnisse zeigt Tabelle 25.

Tabelle 25

Gruppe	durchschnittl. Symptomzahl im SOMS	durchschnittl. Angst-Score im HADS	durchschnittl. Depressions-Score	Total-Score HADS	Durchschnitts-Alter	Geschlecht	Beziehungsstatus
1.IPQ 5-15	8,1	11	9,6	20,6	36,3	10 m 5 w	10 verh. 3 ledig 1 gesch. 1 verwit.
2.IPQ 16-25	9,1	11,8	8,9	19,7	43,5	5 m 8 w	10 verh. 2 ledig 1 verwit.
1.1 IPQ 5-10	5,7	8,5	8,3	16,8	34,8	5 m 1 w	5 verh. 1 ledig
1.2 IPQ	9,8	12,7	10,4	23,1	37,1	5 m 4 w	5 verh. 2 ledig

Ergebnisse

11-15							1 gesch. 1 verwit.
2.1 IPQ 16-20	8,1	12	9,4	21,4	43	4 m 5 w	7 verh. 1 ledig 1 verwit.
2.2 IPQ 21-25	11,3	11,3	7,6	18,9	44,8	1 m 3 w	3 verh. 1 ledig

Es finden sich zwischen Gruppe 1 (IPQ-Differenz 5-15) und Gruppe 2 (IPQ-Differenz 16-25) folgende Unterschiede:
Gruppe 1 liegt im Schnitt 3,5 Jahre unter dem Durchschnittsalter von 40,1 Jahren, während Gruppe 2 3,4 Jahre darüber liegt. Weiterhin ist in Gruppe 1 der Männeranteil doppelt so hoch wie der Frauenanteil, während in der Gesamtprobe das Verhältnis bei 1,15:1 liegt.
Innerhalb der Gruppe 1 fällt die Untergruppe 1.1 neben der besonders hohen Übereinstimmung von Arzt und Patient bezüglich der Krankheitsmodelle durch besonders wenige Symptome im SOMS, 5,7 im Vergleich zu durchschnittlich 9,7 Symptomen in den anderen drei Gruppen und 8,6 im Gesamtdurchschnitt auf. Desweiteren wurden vergleichsweise niedrige Scores für Angst und Depression im HADS (Total-Score 16,8 im Vergleich zu 21,1 in den anderen drei Gruppen und 20,3 im Gesamtdurchschnitt) erzielt. Ein geringes Durchschnittsalter von 34,8 Jahren war zu vermerken, im Vergleich zu 41, 6 Jahren in den anderen drei Gruppen und 40,1 Jahren im ganzen Kollektiv. Das Geschlecht war überwiegend männlich.

3.6.3 Behandlungszufriedenheit und mögliche Einflussfaktoren

Zur Analyse möglicher anderer Einflussfaktoren auf die Zufriedenheit mit der Behandlung wurde die Patientengruppe nach den Ergebnissen des Bogens zu Behandlungsprozess und -ergebnis zuerst in zwei (1 und 2) und anschließend zur genaueren Betrachtung in vier Untergruppen (1.2, 1.2, 2.1 und 2.2) unterteilt.

Tabelle 26

Gruppe	durchschnittl. Symptomzahl im SOMS	durchschnittl. Angst-Score im HADS	durchschnittl. Depressions-Score	Durchschnittsalter	Geschlecht	Beziehungsstatus
1.Behandl. zufr. 22-35	9,8	11,3	8,7	44,4	8 m 8 w	11 verh. 2 ledig 1 gesch. 2 verwit.

Ergebnisse

Gruppe						
2. Behandl. zufr. 36-45	5,3	11,5	10,1	30,3	6 m 5 w	9 verh. 3 ledig
1.1 Behandl. zufr. 22-30	13,0	10,9	8,8	48,9	2 m 5 w	5 verh. 1 ledig 1 verwit.
1.2 Behandl. zufr. 31-35	7,3	11,6	8,8	41	6 m 3 w	6 verh. 1 ledig 1 gesch. 1 verwit.
2.1 Behandl. zufr. 36-42	7,7	11,2	10,7	32,7	4 m 1 w	5 verh. 1 ledig
2.2 Behandl. zufr. 43-45	6,2	11,8	9,5	27,8	2 m 4 w	4 verh. 2 ledig

Die auffälligsten Unterschiede zwischen den einzelnen Gruppen waren das Alter und die Anzahl der Symptome im SOMS. Die Gruppe mit der höchsten Behandlungszufriedenheit lag mit 13 Symptomen über den anderen drei Gruppen, die durchschnittlich 7,1 Symptome aufwiesen und über der durchschnittlichen Gesamtsymptomanzahl von 8,6. Auch mit einem Durchschnittsalter von 48,9 Jahren liegt die zufriedenste Gruppe über dem der anderen Gruppen mit 33,8 Jahren und dem Gesamtdurchschnittsalter von 40,1 Jahren.

Tabelle 27

Gruppe	durchschnittl. Symptomzahl im SOMS	durchschnittl. Angst-Score im HADS	durchschnittl. Depressions-Score	Durchschnitts-Alter	Geschlecht	Beziehungsstatus
1.CARE 10-14	9,2	11	8,7	45,3	9 m 6 w	12 verh. 1 ledig 2 verwit.
2. CARE 16-30	7,8	11,8	10,0	32,8	6 m 7 w	8 verh. 4 ledig 1 gesch.

Ergebnisse

1.1 CARE 10-11	13,3	12,6	9,4	47,5	3 m 5 w	6 verh. 1 ledig 1 verwit.
1.2 CARE 12-14	4,6	9,1	7,9	42,9	6 m 1 w	6 verh. 1 verwit.
2.1 CARE 15-18	9,2	12,3	11,5	40,8	3 m 3 w	4 verh. 1 ledig 1 gesch.
2.2 CARE 19-30	6,7	11,3	8,7	27,1	3 m 4 w	4 verh. 3 ledig

Die Gruppe mit der höchsten Zufriedenheit mit der ärztlichen Empathie wies sich ebenso wie die Gruppe mit der höchsten Behandlungszufriedenheit durch eine überdurchschnittlich hohe Anzahl an Symptomen im SOMS von 13,3 im Vergleich zu 6,8 in den anderen drei Gruppen und der Gesamtsymptomanzahl von 8,6 aus. Desweiteren ebenfalls durch ein überdurchschnittlich hohes Alter von 47,5 Jahren im Vergleich zu 36,9 Jahren in den anderen drei Gruppen und dem Gesamtdurchschnittsalter von 40,1 Jahren.

4. Diskussion

4.1 Somatisierung in der chinesischen Kultur?

An den Beginn der Diskussion der erhobenen Daten möchte ich die Überlegung stellen, inwiefern die Kategorie der somatoformen Störungen überhaupt in asiatischen Kulturen angewandt werden kann. Dieser Kategorie liegt die in der westlichen Philosophie begründete Dichotomie von Körper und Psyche zugrunde. Darauf bauen medizinische Klassifikationssysteme und Therapiekonzepte auf. Im Gegensatz dazu liegt nicht-westlichen Kulturen ein funktionelles Verständnis von Gesundheit und Krankheit zugrunde, das gar keine Differenzierung von Krankheiten im Sinne von psychiatrisch und nicht-psychiatrisch oder authentisch und weniger authentisch erlaubt (vgl. Lee, 1997). Vielmehr stellen Hsu und Folstein (1997) eine psychologisierende Präsentation von psychischem Stress generell in Frage, da sie im kulturellen Vergleich wesentlich seltener vorliegt als eine somatische Präsentation. So sollte nicht die weitverbreitete somatisierende Präsentation unter den Druck der Rechtfertigung geraten, als vielmehr die Psychologisierung in westlichen Kulturkreisen.

Zur Kommunikation von Beschwerden gehören neben der Art und Weise der Schilderung die Besonderheiten der Sprache, in der diese Schilderung geschieht. Chinesisch ist eine Sprache, die aus westlicher Sicht prädisponierend für Missverständnisse in der Beurteilung somatoformer Störungen ist. Es handelt sich beim Chinesischen um eine sogenannte „high context"-Sprache, in der die Aussage des Gesprochenen abhängig von der Gesprächssituation, den Beteiligten und dem gesamten Gesprächsverlauf ist. Weiterhin setzt sie ein Grundverständnis, das auf einer gemeinsamen sozialen und kulturellen Basis der Gesprächsteilnehmer beruht, voraus. So lassen sich nicht wie in westlichen Sprachen Aussagen objektivieren und festhalten, sondern nur im Kontext verstehen.

Ein Beispiel auf medizinischer Ebene kann anhand des Begriffs „Nao" gegeben werden, wie dies Lee (1997) getan hat. „Nao" kann, je nachdem mit welchem anderen Begriff er in Verbindung gebracht wird, sowohl „Gehirn", als auch „Geist" oder „Affekt" bedeuten. So kann mit dem gleichen Begriff das Organische, das Spirituell-Metaphy-

sische und das Psychische ausgedrückt werden, was in westlichen Sprachen voneinander getrennt benannt und in jeweils eigenen wissenschaftlichen Disziplinen behandelt wird.
Tung (1994) bewertet dies und die Beziehung von Körper, Psyche und Sprache folgendermaßen: „Im Chinesischen ist der Körper das Selbst. Dieses Selbst ist primär sozial und interpersonell und wird ständig innerhalb dieses sozialen Kontexts bewertet." Körperregionen werden mit bestimmten Eigenschaften assoziiert: Gesicht mit Ehre und Respekt, Knochen mit Stärke und Mut, Auge mit Lebenserfahrung und Urteilsvermögen. Diese Verwendung körperlicher Begriffe rechtfertigt ihm zufolge nicht den „Tatbestand" der Somatisierung, sondern steht nur für eine Art, verschiedene Situationen im menschlichen Dasein in der chinesischen Sprache auszudrücken.

Auch Kleinmann und Kollegen (1998) formulieren ein Ergebnis ihrer Studien zu Anthropologie und Psychosomatischer Medizin so, dass der Körper als Mittler zwischen dem Individuum und den verschiedenen Bereichen der Gesellschaft fungiert. Er befindet sich ständig in Aktion und Reaktion, so dass auftretende Phänomene nicht allein dem Sektor Medizin zugeordnet werden können. Aus ethnographischer Sicht sind Moral, Politik und Medizin nicht voneinander zu trennen. Folgt man dieser Sicht, muss man konsequenterweise eine chinesische Medizin und mit ihr ihre Patienten als genauso unterschiedlich im Vergleich zur Europäisch-Amerikanischen anerkennen, wie die chinesische Gesellschaft und Politik dies im Vergleich sind.

Die Studie am Dong Fang-Krankenhaus in Shanghai kann möglicherweise einen Beitrag zur Beantwortung der Frage der Übertragbarkeit der Kategorie von somatoformen Störungen leisten. Auf jeden Fall muss diese Überlegung vor der Betrachtung der Ergebnisse angesprochen werden.

4.2 Einschränkungen der Untersuchung

Bei der Beurteilung der Ergebnisse sind einige weitere Punkte zu berücksichtigen.
Die Studie wurde im Rahmen eines Pilotprojekts im Dong Fang-Krankenhaus Shanghai durchgeführt. Es musste mit Übersetzern zusammengearbeitet werden, deren genaue Erklärungen und das Verständnis der Patienten dieser Erklärungen für die

Diskussion

Untersucher nicht immer nachvollziehbar waren und so eine mögliche Verzerrung durch die Sprachbarriere in Betracht gezogen werden muss. Weiterhin bestanden die Ärzte in der Psychosomatischen Ambulanz darauf, die Studie so durchzuführen, dass sie die Patienten selbst screenten und zur Sprechstunde empfingen, bevor das Screening-Instrument SOMS und die restlichen Fragebögen ausgefüllt wurden. So könnte es sein, dass die Ärzte manche Patienten mit multiplen Körpersymptomen ohne Organbefund nicht erkannten und ein Selektions-Bias durch die Ärzte vorliegt. Andererseits ist nach Herzog (2007) der Goldstandard zur Erfassung somatoformer Störungen die Form des strukturierten Interviews. Möglicherweise war das ärztliche Gespräch in Kombination mit dem SOMS ein sensitiveres Screening-Instrument als der Bogen alleine.

Ein weiterer wichtiger Faktor ist die Rekrutierung der Patienten aus zwei verschiedenen Ambulanzen, der allgemeinen psychosomatischen Ambulanz von Dr. Wu und der Privat-Ambulanz von Professor Zhao Xudong. In letzterer befanden sich überdurchschnittlich viele Patienten aus höheren sozialen Schichten in Behandlung, was die Repräsentanz der Stichprobe für den Vergleich mit der Normalbevölkerung limitieren könnte. Eine weitere Inhomogenität in der Patientenpopulation entstand dadurch, dass einige Patienten schon seit Jahren bei den genannten Ärzten in Behandlung waren, andere zum allerersten Mal.

Ein weiterer problematischer Punkt ist die Tatsache, dass nicht genau eruiert werden konnte, wie viele Patienten sich in beiden Ambulanzen zur fraglichen Zeit in Behandlung befanden und so eine Prävalenz somatoformer Störungen unter den psychosomatisch-psychotherapeutisch behandelten Patienten nicht berechnet werden konnte. Abschließend ist zu sagen, dass die Fallzahl von 28 Patienten kaum signifikante Ergebnisse liefern kann. Diese dienen eher als Hinweis auf bestimmte Zusammenhänge und Auftakt für weitere Studien.

4.3 Soziodemografische Daten, Symptome und Komorbidität des Patientenkollektivs

Winfried Rief und Kollegen veröffentlichten 1997 das Manual zum SOMS-Fragebogen mit einer Untersuchung an 484 stationären Patienten einer psychosomatischen Klinik. Im Vergleich mit den daraus erhobenen Daten und

Diskussion

anderen internationalen Studien möchte ich die Ergebnisse des Shanghaier Kollektivs in Bezug auf soziodemografische Daten und die aufgetretenen Symptome diskutieren.

Das Durchschnittsalter der von Rief untersuchten Gruppe betrug 45,5 Jahre mit einem Rahmen zwischen 34,5 und 56,5 Jahren. Die Shanghaier Patienten waren zwischen 22 und 60 Jahre alt, das Durchschnittsalter betrug 40,1 Jahre. Damit ergab sich ein größeres Altersspektrum bei einem geringeren Durchschnittsalter.

In internationalen Studien zeigte sich durchgängig eine Korrelation von weiblichem Geschlecht und dem Auftreten und der Anzahl von körperlichen Symptomen ohne erklärenden Organbefund (vgl. Isaac M, 1995, Kisely S, 1997, De Waal M, 2005). Auch in der Gruppe Riefs betrug der Frauenanteil 66%, während in Shanghai mit 54% der Anteil der Männer überwog.

Laut Kisely (1997) konnte kein Zusammenhang zwischen dem Beziehungsstatus und dem Auftreten körperlicher Symptome hergestellt werden. Auch die Patienten in Shanghai waren zu 71,4% verheiratet, der Rest streut unspezifisch über die anderen Beziehungskategorien und erlaubt keine aussagekräftige Korrelation von Beziehungsstatus und Symptomanzahl. Die Tatsache, dass die meisten Patienten verheiratet sind, entspricht jedoch absolut dem aktuellen chinesischen Zeitgeist. „Hat man als 30-Jähriger noch keinen Ehepartner gefunden wird man als ‚strange' angesehen" lautet dazu die Aussage der in China tätigen Supervisorin und Psychoanalytikerin Haag (2008).

Was die Art der Symptome betrifft, lagen im internationalen Vergleich als häufigste Symptome Schmerzen vor (vgl. Isaac M, 1995), desweiteren gastrointestinale Irritationen, Palpitationen und Schwindel (vgl. Herzog G, 2007), außergewöhnliche Müdigkeit und Erschöpfung (vgl. De Waal M, 2005). Die häufigsten Symptome in Riefs Kollektiv waren ebenfalls Schmerz (in Kopf, Gesicht und Rücken), außergewöhnliche Müdigkeit und zusätzlich Schweißausbrüche. Die häufigsten Symptome im Shanghaier Patientenkollektiv waren Herzrasen oder Herzstolpern, Druckgefühl in der Herzgegend, Schweißausbrüche und außergewöhnliche Müdigkeit bei leichter Anstrengung. Die ersten drei würden ICD-10-Kriterien einer autonomen somatoformen Störung entsprechen. Am seltensten litten die Patienten

Diskussion

von Rief unter Schmerzen beim Wasserlassen, Flüssigkeitsaustritt aus dem Darm, genitalen Missempfindungen, gestörter Berührungs-und Schmerzempfindung, Blindheit, Bewusstlosigkeit und Erbrechen in der ganzen Schwangerschaft. Dies entspricht weitgehend den Ergebnissen der Shanghaier Studie, in der Schmerzen beim Wasserlassen, Verlust von Berührungs-und Schmerzempfindung, Blindheit, Erbrechen in der ganzen Schwangerschaft und Impotenz oder Störungen des Samenergusses nicht vorkamen.

Bei der Einteilung der Symptome nach ICD-10 und DSM-IV- nach Rief und Kollegen ergab sich, dass am meisten die ICD-10-Gruppe der kardiovaskulären Symptome gefolgt von der ICD-10-Gruppe der gastrointestinalen Beschwerden genannt wurden. Die Kategorie der Schmerzsymptome präsentierte sich in Anbetracht der Studienlage unerwartet schwach.

Bei den Fragen zum Ausmaß der Beeinträchtigung durch die angegebenen Schmerzen fühlten sich in der Rief-Gruppe 90% der Patienten stark eingeschränkt, 87% gaben an, mehr als dreimal wegen ihrer Beschwerden einen Arzt aufgesucht zu haben und 80% litten schon über zwei Jahre an ihren Beschwerden.

Was die Beeinträchtigung und die Anzahl der Arztbesuche betrifft, entsprechen die Ergebnisse der Shanghaier Studie weitgehend den Ergebnissen Riefs: 91% der Patienten empfanden sich in ihrem Wohlbefinden oder Alltagsleben stark eingeschränkt und 86% der Patienten hatten wegen ihrer Beschwerden mehr als dreimal einen Arzt aufgesucht. Lediglich in der Dauer der Symptome lagen die Shanghaier Patienten mit 61% Persistenz der Symptome über mehr als zwei Jahre unter der Gruppe Riefs.

Die Aufnahme von vier Patienten, die nach eigenen Angaben das Einschlusskriterium der Beschwerdedauer über sechs Monate nicht erfüllten, erfolgte nach Rücksprache mit den behandelnden Ärzten deswegen, weil es sich jeweils nur um einen Teil der Symptome handelte, der noch keine sechs Monate bestand, ein anderer war schon längere Zeit bekannt. Der Einschluss eines Patienten, der nur drei Symptome als stark einstufte, erfolgte in Rücksprache mit der behandelnden Ärztin deswegen, weil er ihrer Aussage nach aus Scham weniger Symptome angab, als er eigentlich aufwies. Ebenso eingeschlossen wurden die sechs Patienten, die angaben, der Arzt habe eine spezifische Ursache für ihre Beschwerden finden

Diskussion

können. Es stellte sich heraus, dass sie eine psychische durch den Arzt festgestellte Ursache meinten und keine organische.

4.4 Symptomattributionen von Ärzten und Patienten

Ausgehend von der Hypothese, dass die Symptomattributionen von Ärzten und Patienten voneinander abweichen und die Patienten im Vergleich zu ihren psychosomatisch orientierten Ärzten tendenziell mehr körperorganische Attributionen wählen, zeigten sich die folgende Ergebnisse: Bei der Gruppierung der IPQ-Items nach Moss-Morris (2002) nach den Attributionskategorien „Psyche", „Zufall / Unfall", „Risikofaktoren" und „Immunsystem" zeigte sich, dass Ärzte und Patienten gleichermaßen psychologisierende Attributionen für die vorliegenden Beschwerden bevorzugten. Wie in der Hypothese formuliert, wählten die psychosomatisch orientierten Ärzte mit einer mittleren Gewichtung von 3,94 bei einem möglichen maximalen Punktwert von 5,0 häufiger als die Patienten psychologisierende Attributionen, jedoch war auch der Anteil der psychologisierenden Attributionen unter den Patienten mit einem Mittelwert 3,23 im Vergleich zu den anderen Kategorien (Risikofaktoren 2,02, Unfall / Zufall 2,04 und Immunsystem 1,92), die am höchsten bewertete. Auch die drei Freitextfelder zur Nennung der Hauptursachen wurden von Ärzten zu 91,0% und Patienten zu 78,4% zur Nennung von psychosozialen Belastungsfaktoren genutzt. Eine signifikante Korrelation zwischen Arzt und Patient ließ sich jedoch nicht feststellen.

Auf Ebene der Einzelitems ergaben sich fünf signifikant korrelierende Einschätzungen. Sowohl Arzt als auch Patient hielten schlechte Ernährung und Bakterien und Viren für wenig ursächlich und bewerteten sie gleichermaßen unterdurchschnittlich. Familiäre Probleme, Überarbeitung und Altersprozesse wurden von beiden Seiten als überdurchschnittlich bedeutsam bei der Entstehung der Symptomatik bewertet.

Dass vorherrschend psychosoziale Belastungsfaktoren als ursächlich für die Beschwerden gewählt wurden, scheint im ersten Moment im Widerspruch dazu zu stehen, dass alle 28 befragten Patienten als somatoform eingestuft wurden. Laut Definition zeichnen sich Patienten mit somatoformen Störungen dadurch aus, dass sie auf körperorganischen Ursachenzuschreibungen beharren.

Diskussion

Eine mögliche Erklärung wäre, dass es sich bei einem Großteil der Patienten um sogenannte „initale" oder „fakultative Somatisierer" (nach Kirmayer et al 1994, in Anlehnung an Bridges und Goldberg 1985, 1988) handelt, die je nach Setting oder auf direkte Nachfrage psychosoziale Faktoren als ausschlaggebend für ihre Beschwerden angeben. Das Setting der psychosomatischen Ambulanz wäre also ein Rahmen, in dem Patienten psychische Belastungen angeben können, auch wenn sie sich in einem anderen Kontext vorwiegend mit somatischen Problemen präsentieren. Dieses Phänomen beschreibt Kirmayer (2001) als „Ticket behaviour". Der Patient passt sich mit der Präsentation seiner Symptome an den Therapeuten oder die Einrichtung, an die er sich mit seinen Beschwerden wendet, an. Dies muss nicht bedeuten, dass die initiale Präsentation die einzige oder die für den Patienten wichtigste ist. Simon und Kollegen (1999) fanden heraus, dass sich Patienten vermehrt somatisch präsentierten, wenn es keine längerfristige ärztliche Beziehung gab. Es kann im Umkehrschluss vermutet werden, dass die kontinuierliche Betreuung der Patienten durch Dr. Wu und Professor Zhao, ihnen ermöglichte, psychosoziale Belastungen und ihre Bedeutung für auftretende Symptome auszusprechen.

4.5 Zufriedenheit mit der Behandlung und der ärztlichen Empathie

Ein Charakteristikum für somatoforme Störungen in der Primärversorgung der westlichen Biomedizin ist die Tatsache, dass betroffene Patienten und ihre behandelnden Ärzte häufig unzufrieden mit der durchgeführten Behandlung und der Arzt-Patient-Beziehung sind. Die wiederholte Darbietung körperlicher Symptome provoziert leicht eine reaktive Art der Behandlung, bei der die Ärzte versuchen, die Zeit mit dem Patienten zu limitieren und mit meist beschränktem Erfolg primär symptomatisch zu therapieren. Dies frustriert sowohl die Patienten als auch ihre behandelnden Ärzte (vgl. Jackson, Kroenke, 2006). Bei diesen erhöht sich laut Jackson (2006) bei der Behandlung von Patienten mit somatoformen Störungen die Wahrscheinlichkeit, die Sprechstunde als anstrengend zu erleben gar um ein neunfaches im Vergleich zur Behandlung nicht somatisierender Patienten.

Diskussion

Da die Untersuchung jedoch in der Psychosomatischen Klinik durchgeführt wurde, gehe ich von einer für Arzt und Patient zufriedenstellenden Behandlung und einer positiv bewerteten Arzt-Patient-Beziehung aus. Diese Hypothese ließ sich in der durchgeführten Studie bestätigen. Im Vergleich zu vorhergehenden Behandlungen in anderen medizinischen Abteilungen, die die Patienten auf einer Likert-Skala von 0 bis 5 mit einem mittleren Punktwert von 2,4, die Ärzte mit 3,3 bewerteten, lag die Zufriedenheit mit der aktuellen Behandlung im Freiburger Fragebogen zu Behandlungsprozess und -ergebnis mit einem mittleren Punktwert von 3,9 für die allgemeine Zufriedenheit der Patienten und 4,1 für die spezifischen Items für Patienten mit somatoformen Störungen deutlich höher. Die Ärzte bewerteten ihre selbst durchgeführte Behandlung mit einem Durchschnittswert von 4,0 und somit auch deutlich höher als die Behandlung durch ihre Vorgänger. Es ist jedoch zu berücksichtigen, dass die Ärzte zehnmal die Behandlung durch ihre Vorgänger gar nicht bewerteten.

Im Vergleich mit der Hausarztstudie von Betz (2003) evaluierten die Shanghaier Patienten ihre Behandlung im Schnitt höher. Die Ärzte schätzten ihre Behandlung durchschnittlich besser ein als ihre deutschen Kollegen. Ob dies an einer tatsächlich besseren Behandlung in China oder dem Dong Fang-Krankenhaus, dem Setting der psychosomatisch-psychotherapeutischen Medizin oder einer tendenziell höheren Selbsteinschätzung der Ärzte liegt, kann aus den vorliegenden Daten nicht geschlussfolgert werden.

Unterschiedliche Studien zeigen einen positiven Zusammenhang zwischen Faktoren, die eine gute Arzt-Patient-Beziehung ausmachen, und Erfolg und positiver Wahrnehmung der ärztlichen Behandlung. Es sind unter anderem Dauer und Häufigkeit der Arzt-Patienten-Gespräche, die mit einer positiven Bewertung auf der CARE-Skala assoziiert sind (vgl. Neumann: Howie et al., Mercer et al,.Bikker et al.). „Kontinuierliche, zeitkontingent gestaltete Kontakte zu einem Hausarzt" nennen Kroenke und Kollegen (2006) als profitabel für Patienten mit zahlreichen somatoformen Beschwerden.

Auch Mercer und Kollegen publizierten 2005, dass das Vertrautsein mit dem Arzt sich positiv auf die subjektive Wahrnehmung ärztlicher Empathie auswirkt.

All diese Bedingungen waren in den psychosomatischen Ambulanzen des Dong Fang-Krankenhauses gegeben. Der Faktor der Kontinuität war absolut vorhanden, indem die Patienten je nach Indikation in unterschiedlichen Zeitabständen zu regelmäßigen Therapiesitzungen bei demselben Arzt einbestellt wurden. Genauso wurde der Faktor Zeit berücksichtigt, indem die Patienten Termine von zwanzig Minuten bis zu einer Stunde erhielten. Dies wäre eine mögliche Erklärung für das gute Abschneiden der Ärzte bei der Beurteilung durch ihre Patienten.

Zu berücksichtigen ist die Möglichkeit der Verzerrung dieser Ergebnisse durch soziale Erwünschtheit. Soziale Erwünschtheit bedeutet, dass eine Person in einer Befragung Fragen nicht unvoreingenommen beantwortet, sondern sich mehr oder weniger bewusst nach dem richtet, was den gesellschaftlichen Normen oder den mutmaßlichen Erwartungen der Untersucher entspricht. Bei der durchgeführten Datenerhebung waren zwei Untersucherinnen anwesend, während die Patienten ihre Fragebögen ausfüllten. Dies könnte die Patienten in der Beurteilung ihrer Behandlung beeinflusst haben, da sie eine mögliche Rückmeldung an die Ärzte hätten vermuten können. In einem eher patriarchalischen Verhältnis von Arzt zu Patient, wie es im chinesischen Gesundheitssystem klassischerweise vorherrscht, wäre dies zu berücksichtigen.

Die Tendenz, sich in einem öffentlichen Kontext, besonders in Anwesenheit von Ausländern, nicht negativ über herrschende Umstände zu äußern, ist ein Faktor, der möglicherweise ebenfalls mitverantwortlich für die guten Resultate zeichnet.

4.6 Der Einfluss der Symptomattributionen auf die Behandlungszufriedenheit

Der Arzt muss sich bewusst sein, dass für den Patienten als medizinischen Laien die psychosozialen Dimensionen einer Erkrankung im Vordergrund stehen und nicht wie für viele Mediziner hauptsächlich dazu dienen, medizinisch Unerklärbares zu erklären (vgl. Kirmayer, 1994) Trotzdem darf er dem Patienten nicht durch zu frühes Ansprechen psychosozialer Belastungen das Gefühl vermitteln, die geschilderten Beschwerden seien „nur psychologisch" und somit nicht legitim (vgl. Salmon, 2007). Das Ansprechen von Behandlungserwartungen hat sich hingegen in mehreren Studien als sinnvoll und effektiv erwiesen (vgl. Kroenke, 2003: Jackson 1999, Jackson / Kroenke, 2001, Rao et al., 2000).

Diskussion

Um diesen Faktoren in der Praxis gerecht werden zu können, ist es wichtig, eine tragfähige Beziehung zum Patienten aufzubauen. Integraler Bestandteil dieses Prozesses ist es, Diskrepanzen zwischen den Krankheitsvorstellungen von Arzt und Patient zu erkennen und anzusprechen (vgl. Fritzsche et al., 2003). Es ist notwendig, dass Arzt und Patient ihre subjektive Wahrnehmung der Realität gegenseitig verständlich kommunizieren. Nur so kann ein gemeinsames Erklärungsmodell und damit die Basis zur Verhandlung möglicher Therapieoptionen im Sinn des *shared decision making* geschaffen werden. Die gemeinsam getroffene Entscheidung über die durchzuführende Therapie ist ein ausschlaggebender Punkt für den Verlauf der Erkrankung und den Erfolg der Behandlung.

Es wurde die Hypothese formuliert, dass eine hohe Übereinstimmung der Symptomattributionen von Arzt und Patient zu einer höheren Zufriedenheit des Patienten mit der ärztlichen Konsultation und der Qualität der Arzt-Patient-Beziehung führt. Als Maß der Zufriedenheit mit der ärztlichen Empathie wurde in der vorliegenden Studie der CARE-Fragebogen gewählt. Der Freiburger Fragebogen zu Behandlungsprozess und -ergebnis dient der Evaluation des Behandlungserfolgs und der IPQ liefert Aussagen über die Übereinstimmung der Krankheitsmodelle von Arzt und Patient.

Die Hypothese, dass eine höhere Übereinstimmung der Symptomattributionen von Arzt und Patient mit einem höheren Maß an Zufriedenheit mit der Behandlung einhergeht, ließ sich durch die erhobenen Daten jedoch nicht belegen. Zur Beurteilung der Übereinstimmung der Krankheitsmodelle wurden die Beträge der Differenz der Punktzahlen, mit der Arzt und Patient die einzelnen korrespondierenden Items des IPQ bewertet hatten, addiert. Eine niedrige Summe bedeutete eine hohe Übereinstimmung. Es erfolgte eine Einteilung der Patienten nach Grad der Übereinstimmung mit ihrem behandelnden Arzt in vier Gruppen. Für jede dieser Gruppen wurden die mittleren Werte für die Zufriedenheit mit der Behandlung und der ärztlichen Empathie berechnet. Die Gruppe mit der höchsten Übereinstimmung der Symptomattributionen bewertete die ärztliche Empathie mit einer Durchschnittspunktzahl von 16,6 im Vergleich zu 15,3, 12,8 und 17,8 in den drei Gruppen mit geringerer Übereinstimmung. Die Behandlungszufriedenheit wurde mit durchschnittlich 35,5 Punkten bewertet. Im Vergleich dazu lagen die anderen drei

Diskussion

Gruppen mit weniger Übereinstimmung der Krankheitsmodelle bei 34,3, 27,3 und 39,5. Somit ließ sich kein Hinweis auf einen möglichen Zusammenhang von einer Übereinstimmung der Symptomattributionen und der Zufriedenheit mit der Behandlung und dem Verhalten des Arztes erbringen.

Im Anschluss wurden andere Faktoren, die mit einer besonders hohen Übereinstimmung von Arzt und Patient bezüglich der Krankheitsmodelle einhergingen, analysiert. Dabei ergab sich Folgendes: eine besonders hohe Übereinstimmung war mit besonders wenigen Symptome im SOMS, vergleichsweise niedrigen Werten für Angst und Depression im HADS, einem geringeren Durchschnittsalter und überwiegend männlichem Geschlecht assoziiert. Eine mögliche Erklärung wäre, dass niedrige Werte im SOMS und HADS für eine weniger komplexe Problematik sprechen, mit der sich die Patienten präsentieren. Dies könnte die Wahrscheinlichkeit erhöhen, in der zur Verfügung stehenden Zeit ein gemeinsames Verständnis zu erarbeiten und mögliche Erklärungen für die bestehenden Beschwerden zu kommunizieren.

Bei der Betrachtung der Faktoren, die mit einer besonders hohe Behandlungszufriedenheit assoziiert waren, fand sich eine besonders hohe durchschnittliche Anzahl von 13 Symptomen im SOMS im Vergleich zu durchschnittlich 7,1 bei den Patienten mit niedrigerer Behandlungszufriedenheit. Weiterhin war eine besonders hohe Zufriedenheit mit einem höheren durchschnittlichen Alter von 48,9 Jahren im Vergleich zu 33,8 Jahren bei den Patienten mit niedrigerer Behandlungszufriedenheit assoziiert.

Im Vergleich dazu konnten Neumann und Kollegen (2008) bei der Analyse von soziodemografischen Daten, die mit besserer Bewertung ärztlicher Empathie assoziiert waren, lediglich eine Signifikanz für weibliches Geschlecht feststellen.

Eine mögliche Erklärung für die hohe Behandlungszufriedenheit von Patienten mit besonders vielen Symptomen wäre, dass genau diese Patienten von Ärzten als besonders anstrengend erlebt und auch dementsprechend behandelt werden. Kommen diese Patienten dann in eine psychosomatische Abteilung, könnten sie aufgefangen und angemessen therapiert werden und hätten somit eine höhere Behandlungszufriedenheit als in einem organmedizinisch orientierten Setting. Für das höhere Alter gäbe es mehrere denkbare Gründe. Erstens, dass ältere Generationen in China mehr in einer Praktik des Sich-bedeckt-Haltens bei Beurteilungen anderer Personen

Diskussion

verhaftet sind und daher grundsätzlich eine bessere Beurteilung abgeben. Zweitens wäre es denkbar, dass ältere Patienten mit längerer Krankheitsgeschichte oder mehreren Krankheitsepisoden, mit einer möglicherweise höheren Anzahl erfolgloser vorheriger Therapien, dankbarer für eine Behandlung, die ihrem Beschwerdebild entspricht, sind.

Bei allen Analysen von Einflussfaktoren bleibt neben der geringen Fallzahl zu berücksichtigen, dass generell die Zufriedenheit mit der ärztlichen Behandlung unter den Patienten sehr hoch war. Die ärztliche Empathie im CARE wurde mit einem Durchschnittswert von 1,5 und die ärztliche Behandlung mit einem Durchschnittswert von 4,0 sehr hoch eingeschätzt.

Es wurde eine psychosomatisch-psychotherapeutische Arbeitsweise praktiziert, die der Patientengruppe mit multiplen körperlichen Symptomen ohne Organbefund am ehesten gerecht wird. Dass die Attributionen nach Moss-Morris (2002) nicht korrelierten und es nur auf Einzelitem-Ebene fünf signifikante Korrelationen gab, muss nicht bedeuten, dass Arzt und Patient kein tragendes Konzept aushandeln konnten, auf dem ein erfolgreiches therapeutisches Vorgehen möglich war. Es ist mehr ein Hinweis darauf, dass eine Übereinstimmung von Krankheitsvorstellungen nur einer von vielen Faktoren ist, die sich auf die Arzt-Patient-Beziehung auswirken.

4.7 Zukünftige Forschung

Es wäre sinnvoll einige Faktoren bei zukünftigen Studien zu berücksichtigen und weiter zu verfolgen. Grundsätzlich sollte zum Erhalt signifikanter Ergebnisse in einer Folgestudie eine höhere Fallzahl angestrebt werden. Hierfür müsste entweder eine andere Klinik mit einer größeren Abteilung und höherer Anzahl von Patienten oder ein längerer Untersuchungszeitraum eingeplant werden.

Es sollten Überlegungen angestellt werden, wie man den Einfluss kultureller Faktoren auf die Krankheitsmodelle besser beurteilen könnte. Die Items des IPQ wurden entsprechend westlicher Krankheitstheorien zusammengestellt und geprüft. Es wäre sicher hilfreich, ein Analogon, nicht nur in chinesischer Sprache, sondern auch auf Grundlage chinesischer Philosophie und Krankheitslehre zu entwickeln. So wäre durch ein passenderes Fundament eine höhere Aussagekraft der

Diskussion

Übereinstimmung von Krankheitskonzepten beim Vergleich der IPQ-Items zu erzielen. Hierbei stellt sich generell die Frage, ob die Ursachenüberzeugungen von Arzt und Patient wirklich übereinstimmen müssen, um gute Behandlungsergebnisse und eine hohe Zufriedenheit des Patienten zu erzielen. Welchen Stellenwert hat eine genaue Übereinstimmung der Ursachenzuschreibungen, wenn der Arzt auch im Falle einer Abweichung die Krankheitsvorstellungen seines Patienten erfasst, in den medizinischen Kontext integriert und dem Patienten rekommunizieren kann, dass seine Vorstellungen ernst genommen und in der Therapieplanung berücksichtigt werden?

Weiterhin bleibt offen, wie gut mit Fragebögen etwas so Komplexes wie eine zwischenmenschliche Beziehung und Vorgang und Resultat einer Kommunikation dargestellt werden kann. Durch die Verwendung vorgefertigter Bögen werden immer wesentliche Aspekte einer Interaktion und deren Darstellung verloren gehen. Es kann sich dem wirklichen Wesen der Arzt-Patient-Beziehung nur bis zu einem gewissen Grad angenähert werden. Möglicherweise würde die Verwendung von Interviews oder teilstandartisierten Interviews diese Annäherung ein Stück weiter voran bringen. Daher sollte sie für zukünftige Studien in Betracht gezogen werden.

5. Zusammenfassung

Meine Arbeit setzt sich mit der Frage nach den Vorstellungen über die Krankheitsursachen von Patienten mit körperlichen Beschwerden ohne ausreichenden Organbefund und ihren behandelnden Ärzten, sowie dem Einfluss einer Übereinstimmung dieser Vorstellungen auf das Behandlungsergebnis und die Qualität der Arzt-Patient-Beziehung auseinander. Mögliche kulturelle Einflussfaktoren sollten durch das Setting der Untersuchung in der psychosomatisch-psychotherapeutischen Ambulanz in Shanghai berücksichtigt werden.

Die Studie wurde mithilfe standardisierter und ins Chinesische übersetzter Fragebögen durchgeführt, die neben den demografischen Daten die Anzahl und das Ausmaß der Körpersymptome, die psychische Belastung der Patienten, das Krankheitsmodell und die Zufriedenheit mit der aktuellen und der vorhergehenden Behandlung erfassten.

Ursächlich für die aufgetretenen Symptome erachteten sowohl Ärzte als auch Patienten in der Hauptsache psychosoziale Faktoren wie Stress, Sorgen, familiäre Probleme und die eigene Persönlichkeit und Einstellung. Dies stützt die Beobachtung, dass ein Gros der Patienten mit Beschwerden ohne Organbefund ein Krankheitsmodell aus mehreren möglichen Ursachen konstruiert und je nach Setting, in diesem Fall die Psychosomatische Ambulanz, eine davon besonders herausstreicht.

Die Zufriedenheit mit der Behandlung war bei Ärzten und Patienten gleichermaßen hoch. Eine zusätzliche Steigerung der Zufriedenheit in der Gruppe mit der höchsten Übereinstimmung der Krankheitsmodelle konnte jedoch nicht nachgewiesen werden. Als Faktoren, die mit einer besonders hohen Übereinstimmung assoziiert waren, erwiesen sich niedriges Alter, männliches Geschlecht, geringe Symptomzahl und geringe psychische Belastung. Eine besonders hohe Behandlungszufriedenheit ergab sich bei älteren und Patienten mit einer hohen Symptomzahl. Eine mögliche Begründung für die generell hohe Behandlungszufriedenheit ist die kontinuierliche Betreuung durch die behandelnden Ärzte mit einer wirksamen psychotherapeutisch-psychiatrischen Behandlung.

Für zukünftige Forschungsprojekte sollte einerseits eine höhere Fallzahl angestrebt und weitere Untersuchungsmethoden wie teilstandardisierte Interviews angewandt werden, um die Arzt-Patient-Kommunikation signifikanter und qualitativer zu erfassen. Sicher hilfreich wäre die Entwicklung eines eigenen Instruments zur Erfragung der Symptomattributionen, das einem chinesischen Verständnis gerecht wird.

Literaturverzeichnis

Becker H (1984): Die Bedeutung der subjektiven Krankheitstheorie des Patienten für die Arzt-Patienten-Beziehung. *Psychotherapie, Psychosomatik, Medizinische Psychologie* 34:313-321.

Betz M (2003): Arzt-Patient-Beziehung bei somatisierenden Patienten in der Hausarztpraxis. *Inaugural-Dissertation zur Erlangung des Medizinischen Doktorgrades der Medizinischen Fakultät der Albert-Ludwigs-Universität Freiburg im Breisgau.*

Bridges KW, Goldberg DP (1985): Somatic presentation of DSM-III psychiatric disorders in primary care. *Journal of Psychosomatic Research* 29: 563-569.

De Waal MWM, Arnold IA, Spinhoven P, Eekhof JA, van Hemert AM (2005): The reporting of specific physical symptoms for mental distress in general practice. *Journal of Psychosomatic Research* 59:89-95.

Escobar JI, Burnam MA, Karno M, Forsythe A, Golding JM (1987): Somatization in the Community. *Archives of General Psychiatry* 44:713-720.

Escobar JI, Rubio-Stipec M, Canino G, Karno M (1989): Somatic symptom index (SSI): a new and abridged somatization construct. Prevalence and epidemiological correlates in two large community samples. *Journal of Nervous and Mental Disease* Mar;177(3):140-146.

Fritzsche K, Larisch A (2003): Treating patients with functional somatic symptoms. *Scandinavian Journal of Primary Health Care* 21:132-135.

Goldberg DP, Bridges K (1988): Somatic presentations of psychiatric illness in primary care setting. *Journal of Psychosomatic Research* 32: 137-144.

Haag A (2008): Die „Seelenkulturrevolution". *Psychotherapeut* 53:124-129.

Herrmann C, Buss U, Snaith RP (1997): HADS-D, Hospital Anxiety and Depression Scale – *Deutsche Version, Manual, Verlag Hans Huber.*

Herzog G (2007): Klinische Interviews und psychologische Testverfahren in der Diagnostik somatoformer Störungen. *Psychosomatische Konsiliarpsychiatrie* 1:97-105.

Hsu LK, Folstein MF (1997): Somatoform Disorders in Caucasian and Chinese Americans. *Journal of Nervous and Mental Disease* 185:382-387.

Isaac M, Janca A, Burke KC, Costa e Silva JA, Acuda SW, Altamura AC, Burke JD Jr, Chandrashekar CR, Miranda CT, Tacchini G(1995): Medically Unexplained Somatic Symptoms in Different Cultures – A Preliminary Report from Phase I of the WHO International Study of Somatoform Diseases. *Psychotherapy and Psychosomatics* 64:88-93.

Jackson JL, Kroenke K (1999): Difficult patient encounters in the ambulatory clinic: clinical predictors and outcomes. *Archives of Internal Medicine* May 24;159(10):1069-1075.

Jackson JL, Kroenke K (2001): The effect of unmet expectations among adults presenting with physical symptoms. *Annual of Internal Medicine* 134:889-97.

Jackson JL, Kroenke K (2006): Managing somatization, medically unexplained symptoms should not mean medically ignored. *Journal of general Internal Medicine* 21(7):797-9.

Jacobi F, Wittchen HU, Holting C, Höfler M, Pfister H, Müller N, Lieb R (2004): Prevalence, co-morbidity and correlates of mental disorders in the general population: results from the German Health Interview and Examination Survey (GHS). *Psychological Medicine* May 34(4):597-611.

Kirmayer LJ, Young A, Robbins JM (1994): Symptom attribution in cultural perspective. *Canadian Journal of Psychiatry* Dec 39(10):584-95.

Kirmayer LJ, Young A (1998): Culture and Somatization: Clinical, Epidemiological and Ethnographic Perspectives. *Psychosomatic Medicine* 60:420-430.

Kirmayer LJ (2001): Cultural variations in the clinical presentation of depression and anxiety: implications for diagnosis and treatment. *Journal of Clinical Psychiatry* 62 Suppl 13:22-8; discussion 29-30.

Literatur

Kirmayer LJ, Sartorius N (2007): Cultural Models and Somatic Syndromes. *Psychosomatic Medicine* 69: 832-840.

Kisely S, Goldberg D, Simon G (1997): A comparison between somatic symptoms with and without clear organic cause: results of an international study. *Psychological Medicine* 27, 1011-1019.

Kisely S, Simon G (2006): An international study comparing the effect of medically explained and unexplained somatic symptoms on psychosocial outcome. *Journal of Psychosomatic Research* 60:125–130.

Kleinman A (1982): Neurasthenia and Depression: A Study of Somatization and Culture in China. *Culture, Medicine and Psychiatry* 6:117-190.

Kleinman A, Becker AE (1998): "Sociosomatics": the Contribution of Anthropology to Psychosomatic Medicine. *Psychosomatic Medicine* 60:389-393.

Kroenke (2003): Patients presenting with somatic complaints: epidemiology, psychiatric co-morbidity and management. *International Journal of Methods in Psychiatric Research* 12:34-43.

Lee S, Wong KC (1995): Rethinking neurasthenia: the illness concepts of shenjing shuairuo among Chinese undergraduates in Hong Kong. *Culture, Medicine and Psychiatry* Mar;19(1):91-111.

Lee S (1997): A Chinese Perspective of Somatoform Disorders. *Journal of Psychosomatic Research* 43:115-119.

McCahill M (1995): Somatoform and related disorders: delivery of diagnosis as first step. *American Family Physician* 52(1):193-203.

Mercer SW, Reynolds WJ (2002): Empathy and quality of care. *British Journal of General Practice* 52:9-31.

Mercer SW, McConnachie A, Maxwell M, Heaney D, Watt GC (2005): Relevance and practical use of the Consultational and Relational Empathy Measure in general practice. *Family Practice* 22:328-334.

Moss-Morris R, Weinman J, Petrie KJ, Horne R, Cameron, LD, Buick D (2002): The Revised Illness Perception Questionnaire (IPQ-R). *Psychological Health* 17, 1-16.

Murdock GP (1979): Theories of Illness. A World Survey. Pittsburgh: *University of Pittsburgh Press*.

Neumann M, Wirtz M, Bollschweiler E, Warm M, Wolf J, Pfaff H (2008): Psychometrische Evaluation der deutschen Version des Messinstruments „Consultation and Relational Empathy" (CARE) am Beispiel von Krebspatienten. *Psychotherapie, Psychosomatik, Medizinische Psychologie* Jan;58(1):5-15.

Rao JK, Weinberger M, Kroenke K (2000): Visit-specific expectations and patient-centered outcomes: a literature review. *Archives of Family Medicine* 9:1148-55.

Rief R, Hiller W, Heuser J (1997): SOMS – Das Screening für Somatoforme Störungen, *Manual zum Fragebogen, Verlag Hans Huber*.

Rief W, Nanke A, Emmerich J, Bender A, Zech T (2004): Causal illness attributions in somatoform disorders: Associations with comorbidity and illness behavior. *Journal of Psychosomatic Research* 57:367-371.

Salmon P, Humphris GM, Ring A, Davies JC, Dowrick CF (2007): Primary care consultations about medically unexplained symptoms: patient presentations and doctor responses that influence the probability of somatic intervention. *Psychosomatic Medicine* 69(6):571-7.

Schoepf D, Heun R, Weiffenbach O, Herrmann S, Maier W (2003): The 4-week prevalence of somatoform disorders and associated psychosocial impairment. *Nervenarzt* Mar;74(3):245-51.

Simon GE, VonKorff M, Piccinelli M, Fullerton C, Ormel J (1999): An international study of the relation between somatic symptoms and depression. *New England Journal of Medicine* 28;341(18):1329-35.

Smith GR Jr, Monson RA, Ray DC (1986): Psychiatric Consultation in Somatization Disorder: A Randomized Controlled Study. *New England Journal of Medicine* 314:1407-1413.

Tung M (1994): Symbolic Meanings of the Body in Chinese Culture and "Somatization". *Culture, Medicine and Psychiatry* 18:483-492.

Weinman J, Petrie KJ, Moss-Morris R, Horne R (1996): The Illness Perception Questionnaire: A New Method for Assessing the Cognitive Representation of Illness. *Psychology and Health* 11: 431-445.

Anhang

Screening

Code:_____	**SOMS**	Datum:_____

Anleitung: Im Folgenden finden Sie eine Liste von körperlichen Beschwerden. Bitte geben Sie an, ob Sie im Laufe der <u>vergangenen 6 Monaten</u> unter diesen Beschwerden gelitten haben. Geben Sie nur solche Beschwerden an, für die von Ärzten **keine genauen Ursachen gefunden** wurden und die Ihr Wohlbefinden stark beeinträchtigt haben.

Ich habe die Anleitung gelesen . . . . ja O   nein O

	Ich habe in den vergangen 6 Monaten unter folgenden Beschwerden gelitten:	gar nicht	leicht	mittel-mäßig	stark	sehr stark
1	Kopf- oder Gesichtsschmerzen					
2	Schmerzen im Bauch oder in der Magengegend					
3	Rückenschmerzen					
4	Gelenkschmerzen					
5	Schmerzen in Armen oder Beinen					
6	Brustschmerzen					
7	Schmerzen im Enddarm					
8	Schmerzen beim Geschlechtsverkehr					
9	Schmerzen beim Wasserlassen					
10	Übelkeit					
11	Völlegefühl (sich aufgebläht fühlen)					
12	Druckgefühl, Kribbeln oder Unruhe im Bauch					
13	Erbrechen (außerhalb der Schwangerschaft)					
14	Vermehrtes Aufstoßen (in der Speiseröhre)					
	"Luftschlucken", Schluckauf oder Brennen im Brust- u.					

Anhang

15	Magenbereich				
16	Unverträglichkeit von verschiedenen Speisen				
17	Appetitverlust				
18	Schlechter Geschmack im Mund oder stark belegte Zunge				
19	Mundtrockenheit				
20	Häufiger Durchfall				
21	Flüssigkeitsaustritt aus dem Darm				
22	Häufiges Wasserlassen				
23	Häufiger Stuhldrang				
24	Herzrasen oder Herzstolpern				
25	Druckgefühl in der Herzgegend				
26	Schweißausbrüche (heiß oder kalt)				
27	Hitzewallungen oder Erröten				
28	Atemnot (außer bei Anstrengung)				
29	Übermäßig schnelles Ein-oder Ausatmen				
30	Außergewöhnliche Müdigkeit bei leichter Anstrengung				
31	Flecken oder Farbveränderungen der Haut				
32	Sexuelle Gleichgültigkeit				
33	Unangenehme Empfindungen im oder am Genitalbereich				
34	Koordinations- oder Gleichgewichtsstörungen				
35	Lähmung oder Muskelschwäche				
36	Schwierigkeiten beim Schlucken oder Kloßgefühl				
37	Flüsterstimme oder Stimmverlust				

Anhang

38	Harnverhaltung oder Schwierigkeiten beim Wasserlassen						
39	Sinnestäuschungen						
40	Verlust von Berührungs- oder Schmerzempfindungen						
41	Unangenehme Kribbelempfindungen						
42	Sehen von Doppelbildern						
43	Blindheit						
44	Verlust des Hörvermögens						
45	Krampfanfälle						
46	Gedächtnisverlust						
47	Bewußtlosigkeit						
48	**Für Frauen:** Schmerzhafte Regelblutungen						
49	Unregelmäßige Regelblutungen						
50	Übermäßige Regelblutungen						
51	Erbrechen während der gesamten Schwangerschaft						
52	Ungewöhnlicher oder verstärkter Ausfluss aus der Scheide						
54	**Für Männer:** Impotenz oder Störungen des Samenergusses						

(55) Konnte der Arzt für die genannten Beschwerden eine genaue
Ursache feststellen? .... Ja   Nein

(63) Wie lange halten diese Beschwerden nun schon an?
unter 6 Monate   6 Monate bis 1 Jahr   1-2 Jahre   über 2 Jahre

Patienteninformation

Sehr geehrte Patientin, sehr geehrter Patient,

Die Kommunikation zwischen Patient und Arzt ist die Basis für jegliches diagnostisches und therapeutisches Vorgehen. In unserer Studie wollen wir herausfinden, wie Krankheitskonzepte zwischen Patienten und Ärzten kommuniziert und verhandelt werden und wie dies die Zufriedenheit und Mitarbeit des Patienten nach einem Arztbesuch beeinflusst.

Die Untersuchung ist ein Projekt der Universitätsklinik Freiburg in Zusammenarbeit mit der Tongji- und der Dong Fang-Klinik der Tongji-Universität Shanghai.
Wir untersuchen Patienten mit Beschwerden, für die von Ärzten keine genauen Ursachen gefunden wurden und die ihr Wohlbefinden stark beeinträchtigen, im Rahmen eines ambulanten Arztbesuchs.

Wir möchten Sie bitten, nun die vorliegenden Fragebögen auszufüllen. Nach Ende der Konsultation werden wir Ihnen zwei weitere Fragebögen geben, in denen Sie Ihre Zufriedenheit mit Arzt und Behandlung anonym bewerten können. Scheuen Sie sich nicht, möglicherweise aufkommende Fragen an uns zu stellen!

Herzlichen Dank für Ihre Mitarbeit!

Anhang

Einverständniserklärung

Im Zuge unserer Studie möchten wir mehr über die Interaktion zwischen Arzt und Patient herausfinden. Das Ziel dieser Untersuchung ist es die Kommunikation und den Therapieerfolg zu verbessern, sowohl für den Patienten als auch für den Arzt.

Alle erhobenen Daten werden durch eine Codierung anonymisiert und Ihr Name wird nicht erfasst.

Bitte bestätigen Sie mit Ihrer Unterschrift, dass Sie den Informationsbogen gelesen haben. Mit Ihrer Unterschrift bestätigen Sie ebenfalls, dass Ihre Fragen ausreichend erläutert wurden und dass Sie mit der Befragung, deren Auswertung und Verarbeitung einverstanden sind

Sie können die Teilnahme ohne Nennung von Gründen und ohne jegliche Nachteile ablehnen oder widerrufen.

Ja, ich bin zur Teilnahme an der vorgestellten Untersuchung bereit

Datum:

Unterschrift:

Anhang

Soziodemografische Daten

1. Geschlecht			2. Nationalität		
○ Männlich		○ Weiblich	○	Shanghai	○ Andere
3. Alter:					
4. Aktueller Familienstand					
○ Ledig			○	Getrennt	
○ Verheiratet			○	Verwitwet	
○ Geschieden			○	Sonstiges	
5. Aktuelle Lebenssituation					
○ Single			○	mit Eltern	
○ mit Partner			○	Sonstiges	
○ mit Partner und Kinder(n)					
6. Beruflicher Status					
○ Selbständig			○	Rente (Früh-, Alters-, Witwen-)	
○ Beamtin/Beamter			○	Arbeitslos	
○ Angestellte/r			○	Sonstiges	
○ Arbeiter/in					
7. Schulbildung					
○ Grundschule			○	Universität	
○ Junior High School			○	Doktortitel	
○ Senior High School					

Vorherige Diagnosen:	
Herz-Kreislauf-Erkrankungen:	Ja ☐ Nein ☐
Neurologische Erkrankungen:	Ja ☐ Nein ☐
Stoffwechsel- Erkrankungen:	Ja ☐ Nein ☐
Lungen- Erkrankungen:	Ja ☐ Nein ☐
Magen-Darm- Erkrankungen:	Ja ☐ Nein ☐
Gynäkologische/ Urologische Erkrankungen:	Ja ☐ Nein ☐
Haut- Erkrankungen:	Ja ☐ Nein ☐
Andere:	

Aktuelle Medikamente und Behandlungen:

Anhang

Kommen Sie zum ersten Mal in diese Abteilung des Dong Fang-Krankenhauses?   Ja   Nein

Behandlungszufriedenheit in den letzten 6 Monaten

Bitte bewerten Sie in den folgenden Aussagen die Behandlung Ihrer Beschwerden durch Ihren Arzt und andere Fachleute, die sie wegen Ihrer Beschwerden aufgesucht haben, während der letzten 6 Monate. Bitte bewerten Sie Ihren Gesamteindruck der Behandlung.
Zu jeder Frage haben Sie sechs Antwortmöglichkeiten

Bsp. | 0 | gar nicht erfolgreich | 3 | eher erfolgreich
     | 1 | kaum erfolgreich | 4 | erfolgreich
     | 2 | eher nicht erfolgreich | 5 | sehr erfolgreich

Bitte kreuzen Sie das Kästchen an, das Ihrer Einschätzung am besten entspricht.
Die Beschreibungen an den Seiten geben die Beschreibung für die Antwortalternativen an.

1. **Wie erfolgreich schätzen Sie ihre Behandlung in den letzten 6 Monaten ein?**

   Gar nicht erfolgreich | 0 | 1 | 2 | 3 | 4 | 5 | sehr erfolgreich

2. **Wie zufrieden sind Sie mit Ihrer Behandlung in den letzten 6 Monaten?**

   Gar nicht zufrieden | 0 | 1 | 2 | 3 | 4 | 5 | sehr zufrieden

3. **Inwieweit fühlten Sie sich in den letzten 6 Monaten von Ihren Behandlern verstanden?**

   Gar nicht verstanden | 0 | 1 | 2 | 3 | 4 | 5 | sehr verstanden

(54) Wie oft waren Sie wegen der genannten Beschwerden beim Arzt?
     keinmal   1-2 x   3-6 x   6 - 12 x   mehr als 12 x
(55) Konnte der Arzt für die genannten Beschwerden eine genaue
     Ursache feststellen? .... Ja   Nein
(56) Wenn der Arzt Ihnen sagte, dass für Ihre Beschwerden keine
     Ursachen zu finden seien, könnten Sie das akzeptieren? .... Ja   Nein
(57) Haben die genannten Beschwerden Ihr Wohlbefinden
     sehr stark beeinträchtigt? .... Ja   Nein
(58) Haben die genannten Beschwerden Ihr Alltagsleben (z. B. Familie,
     Arbeit, Freizeitaktivitäten) stark beeinträchtigt? .... Ja   Nein
(63) Wie lange halten diese Beschwerden nun schon an?
     unter 6 Monate   6 Monate bis 1 Jahr   1-2 Jahre   über 2 Jahre

Anhang

HADS-D

Wie haben Sie sich **im letzten Monat** gefühlt?
Machen Sie bitte nur ein Kreuz pro Frage. Lassen Sie bitte keine Frage aus!

1. Ich fühle mich angespannt oder überreizt

3 meistens
2 oft
1 von Zeit zu Zeit (Gelegentlich)
0 überhaupt nicht

2. Ich kann mich heute noch so freuen wie früher

0 ganz genau so
1 nicht ganz so sehr
2 nur noch ein wenig
3 kaum oder gar nicht

3. Mich überkommt eine ängstliche Vorahnung, daß etwas Schreckliches passieren könnte

3 ja, sehr stark
2 ja, aber nicht zu stark
1 etwas, aber es macht mir keine Sorgen
0 überhaupt nicht

4. Ich kann lachen und die lustigen Dinge sehen

0 ja, so viel wie immer
1 nicht mehr ganz so viel
2 inzwischen viel weniger
3 überhaupt nicht

5. Mir gehen beunruhigende Gedanken durch den Kopf

3 einen Großteil der Zeit
2 verhältnismäßig oft
1 von Zeit zu Zeit, aber nicht zu oft
0 nur gelegentlich/nie

6. Ich fühle mich glücklich

3 überhaupt nicht
2 selten
1 manchmal
0 meistens

7. Ich kann behaglich dasitzen und mich entspannen

0 ja, natürlich
1 gewöhnlich schon
2 nicht oft
3 überhaupt nicht

Anhang

8. Ich fühle mich in meinen Aktivitäten gebremst

3 fast immer
2 sehr oft
1 manchmal
0 überhaupt nicht

9. Ich habe manchmal ein ängstliches Gefühl in der Magengegend

0 überhaupt nicht
1 gelegentlich
2 ziemlich oft
3 sehr oft

10. Ich habe das Interesse an meiner äußeren Erscheinung verloren

3 ja, das stimmt genau
2 ich kümmere mich nicht so darum wie ich sollte
1 evtl. kümmere ich mich zu wenig darum
0 ich kümmere mich so viel darum wie immer

11. Ich fühle mich rastlos, muß immer in Bewegung sein

3 ja, tatsächlich sehr
2 ziemlich
1 nicht sehr
0 überhaupt nicht

12. Ich blicke mit Freude in die Zukunft

0 ja, sehr
1 eher weniger als früher
2 viel weniger als früher
3 kaum bis gar nicht

13. Mich überkommt plötzlich ein panikartiger Zustand

3 ja, tatsächlich sehr oft
2 ziemlich oft
1 nicht sehr oft
0 überhaupt nicht

14. Ich kann mich an einem guten Buch, einer Radio- oder Fernsehsendung freuen

0 oft
1 manchmal
2 eher selten
3 sehr selten

Anhang

KRANKHEITSURSACHEN UND BEHANDLUNG

Uns interessiert, was Sie als mögliche Ursache für Ihre Beschwerden betrachten, also Ihre persönlichen Ansichten, was Ihrer Meinung nach Ihre Beschwerden verursacht, also nicht unbedingt was andere (einschliesslich Arzt oder Familie) Ihnen als Ursache nahelegen. Unten finden Sie eine Liste mit möglichen Ursachen für Ihre Beschwerden. Bitte geben Sie durch Ankreuzen an, wie stark sie zustimmen oder ablehnen, dass diese bei Ihnen als Ursache in Frage kommen.

		Stimmt überhaupt nicht	Stimmt nicht	Weder noch	Stimmt	Stimmt voll und ganz
C1	Stress und Sorgen					
C2	Vererbt - kommt in meiner Familie öfter vor					
C3	Bakterien oder Viren					
C4	Ernährungs- oder Essgewohnheiten					
C5	Zufall oder Pech					
C6	Schlechte medizinische Versorgung in der Vergangenheit					
C7	Umweltverschmutzung bzw. Umweltgifte					
C8	Mein eigenes Verhalten					
C9	Meine Einstellung, z. B. negatives Denken über das Leben					
C10	Familienprobleme oder Sorgen verursachten meine Krankheit					
C11	Überarbeitung					
C12	Mein emotionales Befinden, z. B. sich bedrückt, einsam, ängstlich, leer fühlen					
C13	Alterungsprozess					
C14	Alkohol					
C15	Rauchen					
C16	Unfall oder Verletzung					
C17	Meine Persönlichkeit					

Anhang

		Stimmt überhaupt nicht	Stimmt nicht	Weder noch	Stimmt	Stimmt voll und ganz
C18	Verändertes Immunsystem					

Bitte geben Sie uns an, welche drei Faktoren Ihrer Meinung nach am meisten verantwortlich für Ihre Beschwerden sind.

Die wichtigsten Ursachen meiner Krankheit sind:

1. _____
2. _____
3. _____

Bitte geben Sie zuletzt noch an, welche Behandlung Sie für ihre Beschwerden erwarten:

Vielen Dank für Ihre Mitarbeit!

CARE

Wie hat sich Ihr Arzt verhalten?
Bitte bewerten Sie Ihren Gesamteindruck.
Zu jeder Frage haben Sie fünf Antwortmöglichkeiten:

1 = trifft voll und ganz zu
2 = trifft weitgehend zu
3 = trifft teilweise zu
4 = trifft kaum zu
5 = trifft überhaupt nicht zu

1. Hat sich der Arzt so verhalten, dass Sie sich in seiner Nähe wohlfühlen konnten?
(Er war freundlich, warmherzig und respektvoll, aber nicht kühl und kurz angebunden)

1	2	3	4	5
trifft voll und ganz zu	trifft weitgehend zu	trifft teilweise zu	trifft kaum zu	trifft überhaupt nicht zu

2. Hat der Arzt Sie Ihre eigene (Krankheits-)Geschichte erzählen lassen?
(Er gab Ihnen Zeit, Ihre Krankheit ausführlich zu beschreiben. Er hat Sie dabei nicht unterbrochen oder abgelenkt)

1	2	3	4	5
trifft voll und ganz zu	trifft weitgehend zu	trifft teilweise zu	trifft kaum zu	trifft überhaupt nicht zu

3. Hat der Arzt Ihnen wirklich zugehört?
(Er hat dem, was Sie gesagt haben, seine volle Aufmerksamkeit geschenkt und dabei nicht auf seine Unterlagen oder auf den Computer geschaut)

1	2	3	4	5
trifft voll und ganz zu	trifft weitgehend zu	trifft teilweise zu	trifft kaum zu	trifft überhaupt nicht zu

4. Hat sich der Arzt für Sie als Mensch und für ihre Umwelt interessiert?
(Er kannte oder fragte nach wichtigen Einzelheiten Ihres Lebens oder Ihrer persönlichen Situation und hat Sie nicht wie eine „Nummer" behandelt)

1	2	3	4	5
trifft voll und ganz zu	trifft weitgehend zu	trifft teilweise zu	trifft kaum zu	trifft überhaupt nicht zu

5. Hat der Arzt Ihre Sorgen wirklich verstanden?
(Er konnte Ihnen das Gefühl vermitteln, dass er Ihre Sorgen genau verstanden hat. Er hat dabei nichts übersehen und ist über nichts hinweggegangen)

1	2	3	4	5

Anhang

trifft voll und ganz zu   trifft weitgehend zu   trifft teilweise zu   trifft kaum zu   trifft überhaupt nicht zu

6. War der Arzt fürsorglich und hat er Mitgefühl gezeigt?
(Er hat sich aufrichtig um Sie gekümmert und sich Ihnen gegenüber menschlich gezeigt. Dabei war er nicht gleichgültig oder distanziert.)

  1   2   3   4   5
trifft voll und ganz zu   trifft weitgehend zu   trifft teilweise zu   trifft kaum zu   trifft überhaupt nicht zu

7. Hat der Arzt Ihnen Mut gemacht?
(Er hat hatte eine zuversichtliche Einstellung. Er war ehrlich, aber gegenüber Ihren Problemen nicht negativ eingestellt.)

  1   2   3   4   5
trifft voll und ganz zu   trifft weitgehend zu   trifft teilweise zu   trifft kaum zu   trifft überhaupt nicht zu

8. Hat der Arzt Ihnen alles verständlich erklärt?
(Er hat Ihre Fragen vollständig beantwortet und alles eindeutig erklärt. Er gab Ihnen ausreichend Informationen und hat Sie nicht im Unklaren gelassen.)

  1   2   3   4   5
trifft voll und ganz zu   trifft weitgehend zu   trifft teilweise zu   trifft kaum zu   trifft überhaupt nicht zu

9. Hat der Arzt geholfen, einen Weg zu finden mit Ihrer Krankheit umzugehen?
(Er hat gemeinsam mit Ihnen erkundet, wie Sie selbst Ihren Gesundheitszustand verbessern können. Dabei hat er Sie ermutigt, anstatt Sie zu belehren.)

  1   2   3   4   5
trifft voll und ganz zu   trifft weitgehend zu   trifft teilweise zu   trifft kaum zu   trifft überhaupt nicht zu

10. Hat der Arzt mit Ihnen zusammen einen Behandlungsplan erstellt?
(Er hat mit Ihnen die Behandlungsmöglichkeiten diskutiert und Sie in Entscheidungen – soweit Sie dies gewünscht haben- einbezogen. Dabei hat er Ihre Sichtweise nicht ignoriert.)

  1   2   3   4   5
trifft voll und ganz zu   trifft weitgehend zu   trifft teilweise zu   trifft kaum zu   trifft überhaupt nicht zu

Anhang

Fragebogen zu Behandlungsprozess und -ergebnis-Patient

Bitte bewerten Sie in den folgenden Aussagen die Behandlung Ihrer Beschwerden durch Ihren Arzt, den sie wegen Ihrer Beschwerden aufgesucht haben. Bitte bewerten Sie Ihren Gesamteindruck der Behandlung.

Zu jeder Frage haben Sie sechs Antwortmöglichkeiten:

Bsp. | 0 | gar nicht erfolgreich | 3 | eher erfolgreich
| 1 | kaum erfolgreich | 4 | erfolgreich
| 2 | eher nicht erfolgreich | 5 | sehr erfolgreich

Bitte kreuzen Sie das Kästchen an, das Ihrer Einschätzung am besten entspricht.
Die Beschreibungen an den Seiten geben die Beschreibung für die Antwortalternativen an.

1. Wie erfolgreich schätzen Sie ihre jetzige Behandlung ein?

Gar nicht | 0 | 1 | 2 | 3 | 4 | 5 | erfolgreich

2. Wie zufrieden sind Sie mit Ihrer jetzigen Behandlung?

Gar nicht | 0 | 1 | 2 | 3 | 4 | 5 | zufrieden

3. Fühlten Sie sich von Ihrem Arzt verstanden?

Gar nicht | 0 | 1 | 2 | 3 | 4 | 5 | verstanden

4. Fühlten Sie sich von Ihrem Arzt in Ihren Beschwerden ernstgenommen?

Gar nicht | 0 | 1 | 2 | 3 | 4 | 5 | ernst genommen

5. Hat Ihnen Ihr Arzt ausführlich erklärt, woher Ihre Beschwerden möglicherweise kommen?

Gar nicht | 0 | 1 | 2 | 3 | 4 | 5 | sehr

6. Können Sie dieser Erklärung zustimmen?

Gar nicht | 0 | 1 | 2 | 3 | 4 | 5 | sehr

7. Ist Ihr Arzt auf Ihre Vorstellungen über die Entstehung und Behandlung der Beschwerden eingegangen?

Gar nicht | 0 | 1 | 2 | 3 | 4 | 5 | sehr

8. Inwieweit hatten sie den Eindruck, dass Ihr Arzt und Sie das Gleiche meinen, wenn Sie über Ihre Beschwerden und deren Behandlung sprechen?

Gar nicht | 0 | 1 | 2 | 3 | 4 | 5 | sehr

9. Wurden Ihre Sichtweise und Ihre Meinung bei der Planung der Behandlung mit einbezogen?

Gar nicht | 0 | 1 | 2 | 3 | 4 | 5 | sehr

Anhang

Information für den Arzt

Sehr geehrte Frau Doktor, sehr geehrter Herr Doktor,

Die Kommunikation zwischen Patient und Arzt ist die Basis für jegliches diagnostisches und therapeutisches Vorgehen. In unserer Studie wollen wir herausfinden, wie Krankheitskonzepte zwischen Patienten und Ärzten kommuniziert und verhandelt werden und wie dies die Zufriedenheit und Mitarbeit des Patienten nach einem Arztbesuch beeinflusst.

Die Untersuchung ist ein Projekt des Instituts für Psychosomatik in Freiburg in Zusammenarbeit mit der Tongji- und der Dong Fang-Klinik der Tongji-Universität Shanghai (Institute für Traditionelle Chinesische Medizin, Neurologie, Gynäkologie und Psychosomatik).
Wir untersuchen Patienten mit körperlichen Symptomen ohne ausreichenden körperlichen Befund im Rahmen eines ambulanten Arztbesuchs.

Wir möchten Sie herzlich bitten, die beiliegenden Fragebögen auszufüllen.

Der Patient muss als Einschlusskriterium medizinisch nicht ausreichend erklärbare körperliche Beschwerden haben, die seit mehr als sechs Monaten bestehen!

Herzlichen Dank für Ihre Mitarbeit!

Anhang

Fragebogen zu Behandlungsprozess und –ergebnis - Arzt

Bitte bewerten Sie in den folgenden Aussagen den Verlauf und die Ergebnisse Ihrer Behandlung. Bitte bewerten Sie Ihren Gesamteindruck der Behandlung. Zu jeder Frage haben Sie sechs Antwortmöglichkeiten:

Bsp.
0	gar nicht erfolgreich		3	eher erfolgreich
1	kaum erfolgreich		4	erfolgreich
2	eher nicht erfolgreich		5	sehr erfolgreich

Bitte kreuzen Sie das Kästchen an, das Ihrer Einschätzung am besten entspricht.
Die Beschreibungen an den Seiten geben die Beschreibung für die Antwortalternativen an.

1. Wie erfolgreich schätzen Sie die Behandlung des Patienten in den letzten 6 Monaten ein?

Gar nicht | 0 | 1 | 2 | 3 | 4 | 5 | rfolgreich

2. Wie zufrieden sind Sie mit der Behandlung des Patienten in den letzten 6 Monaten?

Gar nicht | 0 | 1 | 2 | 3 | 4 | 5 | ehr zufrieden

3. Wie erfolgreich schätzen Sie Ihre jetzige Behandlung ein?

Gar nicht | 0 | 1 | 2 | 3 | 4 | 5 | ehr erfolgreich

4. Wie zufrieden sind Sie mit Ihrer jetzigen Behandlung?

Gar nicht | 0 | 1 | 2 | 3 | 4 | 5 | ehr zufrieden

5. Inwieweit glauben Sie, fühlte sich der Patient von Ihnen als Arzt verstanden?

Gar nicht | 0 | 1 | 2 | 3 | 4 | 5 | r verstanden

6. Glauben Sie, dass sich Ihr Patient in seinen Beschwerden ernstgenommen fühlte?

Gar nicht | 0 | 1 | 2 | 3 | 4 | 5 | r ernstgenommen

7. Haben Sie ihrem Patienten ausführlich erklärt, woher seine Beschwerden möglicherweise kommen?

Gar nicht | 0 | 1 | 2 | 3 | 4 | 5 | sehr

8. Haben Sie den Eindruck, dass er diesen Erklärungen zustimmen konnte?

Gar nicht | 0 | 1 | 2 | 3 | 4 | 5 | sehr

9. Sind Sie auf die Vorstellungen Ihres Patienten über die Entstehung und Behandlung der Beschwerden eingegangen?

Gar nicht | 0 | 1 | 2 | 3 | 4 | 5 | sehr

10. Inwieweit hatten sie den Eindruck, dass Ihr Patient und Sie das Gleiche meinen, wenn Sie über seine Beschwerden und deren Behandlung sprechen?

Gar nicht | 0 | 1 | 2 | 3 | 4 | 5 | sehr

11. Hatten Sie das Gefühl, seine Sichtweise und seine Meinung bei der Planung der Behandlung mit einzubeziehen?

Gar nicht | 0 | 1 | 2 | 3 | 4 | 5 | sehr

12. Inwieweit hatten Sie die Möglichkeit auf das emotionale Befinden des Patienten einzugehen?

Gar nicht | 0 | 1 | 2 | 3 | 4 | 5 | sehr

13. Inwieweit hatten Sie die Möglichkeit auch nach Belastungen z.B. im Beruf oder in der Familie zu fragen?

Gar nicht | 0 | 1 | 2 | 3 | 4 | 5 | sehr

Anhang

KRANKHEITSURSACHEN UND BEHANDLUNG

Uns interessiert, was Sie als mögliche Ursache für die Beschwerden Ihres Patienten betrachten, also Ihre persönlichen Ansichten, was Ihrer Meinung nach die Beschwerden verursacht. Unten finden Sie eine Liste mit möglichen Ursachen. Bitte geben Sie durch Ankreuzen an, wie stark Sie zustimmen oder ablehnen, dass diese bei Ihrem Patienten als Ursache in Frage kommen.

		Stimmt überhaupt nicht	Stimmt nicht	Weder noch	Stimmt	Stimmt voll und ganz
C1	Stress und Sorgen					
C2	Vererbt - kommt in seiner Familie öfter vor					
C3	Bakterien oder Viren					
C4	Ernährungs- oder Essgewohnheiten					
C5	Zufall oder Pech					
C6	Schlechte medizinische Versorgung in der Vergangenheit					
C7	Umweltverschmutzung bzw. Umweltgifte					
C8	Eigenes Verhalten					
C9	Einstellung, z. B. negatives Denken über das Leben					
C10	Familienprobleme oder Sorgen verursachten seine Krankheit					
C11	Überarbeitung					
C12	Emotionales Befinden, z. B. sich bedrückt, einsam, ängstlich, leer fühlen					
C13	Alterungsprozess					
C14	Alkohol					
C15	Rauchen					

Anhang

		Stimmt überhaupt nicht	Stimmt nicht	Weder noch	Stimmt	Stimmt voll und ganz
C16	Unfall oder Verletzung					
C17	Seine Persönlichkeit					
C18	Verändertes Immunsystem					

Bitte geben Sie uns an, welche drei Faktoren Ihrer Meinung nach am meisten verantwortlich für die Beschwerden Ihres Patienten sind.

Die wichtigsten Ursachen seiner Beschwerden sind:

1. _____
2. _____
3. _____

Ihre (vorläufige) Diagnose lautet: _____

Bitte geben Sie an, welche Behandlung Sie verordnet haben oder empfehlen:

_____

_____

Vielen Dank für Ihre Mitarbeit!

躯体形式障碍筛查量表 SOMS

导入语： 下表是一个关于躯体病症的量表。如果您在<u>过去的六个月中</u>曾有过下列病症，他<u>对您的生活质量带来很大影响</u>，而医生<u>又尚未给出明确的病理解释</u>，那么请您用打叉的方式将其标出。

我已经阅读了该导入语……………是　　否

	我在过去的六个月中经历了以下躯体病痛	完全没有	轻微	一般	较强烈	非常强烈
1	头部或面部疼痛	○	①	②	③	④
2	腹部或胃部疼痛	○	①	②	③	④
3	背部疼痛	○	①	②	③	④
4	关节疼痛	○	①	②	③	④
5	手臂或腿疼	○	①	②	③	④
6	胸部疼痛	○	①	②	③	④
7	直肠疼痛	○	①	②	③	④
8	性交疼痛	○	①	②	③	④
9	排尿时疼痛	○	①	②	③	④
10	恶心	○	①	②	③	④
11	饱胀感	○	①	②	③	④
12	腹部有压迫感，麻痒或腹腔不宁	○	①	②	③	④
13	呕吐（怀孕除外）	○	①	②	③	④
14	增多的打嗝(在食管内的)	○	①	②	③	④
15	吞气感，打冷嗝，胃部或胸部烧灼感	○	①	②	③	④
16	对许多菜食不消化	○	①	②	③	④
17	无食欲	○	①	②	③	④
18	口中无味或舌厚重	○	①	②	③	④
19	口干	○	①	②	③	④
20	频繁腹泻	○	①	②	③	④
21	肠内有液体排出	○	①	②	③	④
22	尿频	○	①	②	③	④
23	大便次数频繁	○	①	②	③	④
24	心悸，心慌	○	①	②	③	④
25	心前区压迫感	○	①	②	③	④
26	出大汗（冷或热）	○	①	②	③	④
27	燥热，面色潮红	○	①	②	③	④

	我在过去的六个月中经历了以下躯体病痛	完全没有	轻微	一般	较强烈	非常强烈
28	气短（用力时除外）	○	①	②	③	④
29	急促吸气或呼气	○	①	②	③	④
30	轻微劳动后异常疲倦	○	①	②	③	④
31	皮肤出现斑点或肤色改变	○	①	②	③	④
32	性欲减弱	○	①	②	③	④
33	生殖器内或旁的不适感	○	①	②	③	④
34	协调或平衡感障碍	○	①	②	③	④
35	瘫痪或肌肉无力	○	①	②	③	④
36	吞咽困难或哽塞感	○	①	②	③	④
37	失声或声音低哑	○	①	②	③	④
38	尿储留或排尿困难	○	①	②	③	④
39	错觉，幻觉	○	①	②	③	④
40	触觉或痛觉丧失	○	①	②	③	④
41	麻痒感	○	①	②	③	④
42	复视	○	①	②	③	④
43	失明	○	①	②	③	④
44	丧失听觉	○	①	②	③	④
45	抽搐	○	①	②	③	④
46	失忆	○	①	②	③	④
47	昏厥	○	①	②	③	④
48	**女性：** 痛经	○	①	②	③	④
49	月经不调	○	①	②	③	④
50	经量过多	○	①	②	③	④
51	呕吐伴随整个怀孕过程	○	①	②	③	④
52	异常或过量的阴道分泌物	○	①	②	③	④
53	**男性：** 阳痿或早泄	○	①	②	③	④

55. 医生是否已查出了上述病痛的病理原因？...................是　否

59. 上述症状已持续了多久了？

☐少于6个月　☐6个月到1年　☐1到2年　☐超过2年

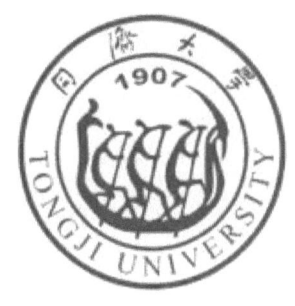 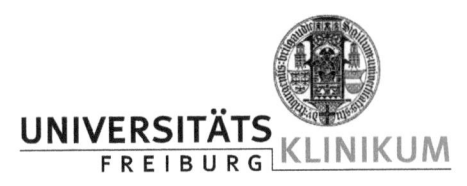

躯体形式障碍患者疾病观念及治疗满意度调查

中国

上海

T1 组
患者

致患者

尊敬的患者：

医患沟通是诊断及治疗的基础，我们将对医患双方如何进行疾病观念的沟通交流，及就诊结束后患者的满意度及治疗依从性进行研究。

本研究为德国弗莱堡大学心身医学科与同济大学附属同济医院、东方医院心身医学科、妇产科、神经内科、中医科的合作项目。

我们的研究对象为，具有医学上难以解释的躯体症状的门诊患者。

首先请您完成以下问卷。在您回答问卷时如有任何疑问请咨询我们。

在结束本次门诊治疗后请您再匿名回答 2 份对医生及其治疗的满意度的问卷。

我们对您的合作表示衷心感谢！

知情同意书

我们希望通过本次研究了解医患沟通现状,并增进医患沟通及改善治疗效果。

我们将匿名编码所有资料,您的名字将被略去。

在阅读此信息后请您签名确认,您的签名表示您的问题得到解答,您同意参加本次调查研究。

您可以无须解释而拒绝参加本研究,这不会对今后的治疗产生任何不良影响。

是的,我同意参加本次研究

日期:

签名:

社会人口学资料

1. 性别			2. 籍贯		
○	男性	○ 女性	○	上海	○ 其它地区
3. 婚姻状况					
○	未婚		○	离异	
○	已婚		○	丧偶	
○	独居		○	其它	
4. 生活状况					
○	独居		○	和父母生活	
○	仅和伴侣生活		○	其它	
○	仅和孩子生活		○		
○	和伴侣及孩子共同生活		○		
5. 职业状况					
○	自由职业者		○	家庭妇女	
○	家族企业		○	无业	
○	公务员		○	退休（提前退休，正常退休）	
○	职员		○	因病退休	
○	工人		○	学生	
○	其它		○	其它	
6. 年龄（ ）岁					
7. 受教育程度					
○	文盲		○	高中	
○	小学		○	大学	
○	初中		○	研究生	

既往诊断	有	无
心血管疾病:	有	无
神经内科疾病:	有	无
内分泌科疾病:	有	无
呼吸内科疾病:	有	无
消化内科疾病:	有	无
妇产科/泌尿外科疾病:	有	无
皮肤科疾病:	有	无
其它:	有	无

目前的用药及治疗为:

这是您第一次来东方医院我科就诊吗?
○ 是□   ○ 否

对在此次治疗前的既往治疗满意度调查

请对在此次治疗前的既往治疗中医生对您的治疗做出评价,请您评价对治疗的总体印象。

每一问题有六个选项。

示例:
0	完全不成功/满意
3	接近成功/满意
1	很不成功/满意
4	成功/满意
2	不能算成功/满意
5	完全成功/满意

请打勾选择出最佳答案。

1. 您如何评价此次治疗前的既往治疗?

完全不成功 | 0 | 1 | 2 | 3 | 4 | 5 | 完全成功

2. 您对此次治疗前的既往治疗满意吗?

完全不满意 | 0 | 1 | 2 | 3 | 4 | 5 | 完全满意

3. 您觉得在此次治疗前的既往治疗中您的医生是否理解您?

完全不理解 | 0 | 1 | 2 | 3 | 4 | 5 | 完全理解

(54) 由于这些躯体病痛您看过多少次医生？

☐一次也没有　　1到2次　　3到6次　　6到12次　　超过12次

医生是否已查出了上述病痛的病理原因？……………………是　否

如果医生对您说，无法查明病因，您能接受吗？……………是　否

上述病痛严重地影响了您的身心舒适感了吗？………………是　否

(55) 上述病痛严重地影响了您的日常生活了吗(家庭，工作及娱乐)？……………………………………………………是　否

(63) 上述症状已持续了多久了？

少于6个月　　6个月到1年　　1到2年　　超过2年

医院焦虑抑郁量表（HADS）

指导语：情绪在大多数疾病中起着重要作用，如果医生了解您的情绪变化，他们就能给您更多的帮助。请您阅读以下各个项目，在其中最符合您最近一星期以来的情绪评分上打勾（〇）。对这些问题的回答不要做过多的考虑，立即作出的回答会比考虑后再回答更切合实际。

问 题	回 答	评分
1. 我感到紧张（或痛苦）（A）	几乎所有时候	3
	大多数时候	2
	有时	1
	根本没有	0
2. 我对以往感兴趣的事情还是有兴趣（D）	肯定一样	0
	不像以前那样多	1
	只有一点儿	2
	基本上没有了	3
3. 我感到有点害怕，好象预感到有什么可怕事情要发生（A）	非常肯定和十分严重	3
	是有，但并不太严重	2
	有一点，但并不使我苦恼	1
	根本没有	0
4. 我能够哈哈大笑，并看到事物好的一面（D）	我经常这样	0
	现在已经不大这样了	1
	现在肯定是不太多了	2
	根本没有	3
5. 我的心中充满烦恼（A）	大多数时间	3
	常常如此	2
	时时，但并不经常	1
	偶然如此	0
6. 我感到愉快（D）	根本没有	3
	并不经常	2
	有时	1
	大多数	0
7. 我能够安闲而轻松地坐着（A）	肯定	0
	经常	1
	并不经常	2
	根本没有	3
8. 我好象感到情绪在渐渐低落（D）	肯定	3
	很经常	2
	有时	1
	根本没有	0

9. 我感到有点害怕，好象某个内脏器官变坏了（A）	根本没有	1
	有时	2
	很经常	3
	非常经常	0
10. 我对自己的仪容（打扮自己）失去兴趣（D）	常常	3
	并不象我应该做到的那样关心	2
	我可能不是非常关心	1
	我仍象以往一样关心	0
11. 我有点坐立不安，好象感到非要活动不可（A）	确实非常多	3
	是不少	2
	并不很多	1
	根本没有	0
12. 我对一切都是乐观地向前看（D）	差不多是这样做的	0
	并不完全是这样做的	1
	很少这样做	2
	几乎从来不这样做	3
13. 我突然发现恐慌感（A）	确实很经常	3
	时常	2
	并非时常	1
	根本没有	0
14. 我能欣赏一本好书或一项好的广播或电视节目（D）	几乎所有的时间	0
	有时	1
	并非经常	2
	很少	3

病因及治疗 (IPQ)

我们想知道您对自己病因的看法，这种看法代表了您自身的意见，不必等同医生或家人的看法。下表列出您可能认为的病因，请打勾选择代表不同程度同意或否定的答案。

		肯定不是	不是	也许	是	肯定是
C_1	压力及担心					
C_2	家族遗传					
C_3	细菌或病毒					
C_4	营养及饮食习惯					
C_5	意外事故或倒霉					
C_6	以前接受的糟糕治疗					
C_7	环境污染或环境中有毒物质					
C_8	我的行为习惯					
C_9	我的生活态度，例如对于生活的悲观想法					
C_{10}	家庭矛盾或者担心家里情况导致疾病					
C_{11}	过度劳累					
C_{12}	情绪问题，例如，情绪低落，孤独，恐惧，空虚					
C_{13}	年龄增长					
C_{14}	酒精					
C_{15}	吸烟					
C_{16}	事故或受伤					

		肯定不是	不是	也许	是	肯定是
C_{17}	我的个性					
C_{18}	免疫功能发生变化					

请您列出您认为最重要的三个病因。
最重要的病因为：

1. _____
2. _____
3. _____

请您列出您希望的治疗手段：

_____

感谢您的合作！

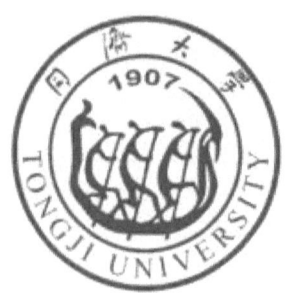 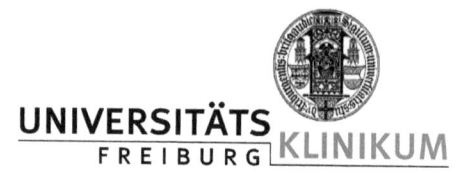

T2 组
患 者
(Patient)

治疗满意度调查问卷（患者）

您的主管医生对您态度如何？
请您评估总体印象
每个问题有五个答案：

1 = 完全赞同
2 = 很赞同
3 = 部分赞同
4 = 很不赞同
5 = 完全不赞同

我们希望通过此问卷了解医患沟通现状，并增进医患沟通及改善治疗效果。这不会对您今后的治疗产生任何不良影响，真实的答案将有助于您经后的治疗。请您依据真实情况回答！

1. 医生的言行举止让您感到舒服吗？
（他很友好热心，尊重我，态度不冷淡，对我不是简单应付。）

    1   2   3   4   5
完全赞同 很赞同 部分赞同 很不赞同 完全不赞同

2. 医生让您叙述您的病史吗？
（他花时间倾听您叙述病史，他不会打断你及转换话题。）

    1   2   3   4   5
完全赞同 很赞同 部分赞同 很不赞同 完全不赞同

3. 他确实认真倾听您的叙述吗？
（他全神贯注地听您说话，而没有去看他自己的东西或电脑。）

    1   2   3   4   5
完全赞同 很赞同 部分赞同 很不赞同 完全不赞同

4. 医生对您态度和蔼且对您所处的环境感兴趣吗？
（他询问并了解您生活的重要细节或您的处境，并不仅仅把您当作几号病人。）

    1   2   3   4   5
完全赞同 很赞同 部分赞同 很不赞同 完全不赞同

5. 医生确实理解您的担忧吗？
（他能让您感受到他确实理解您的担心，他没有忽略或遗漏掉任何细节。）

    1   2   3   4   5
完全赞同 很赞同 部分赞同 很不赞同 完全不赞同

6. 医生关心您并向您表示过同情或关心吗？
(他让您感觉到真诚和人道的关心。他不冷漠，不会让您产生距离感。)

　　　1　　　2　　　3　　　4　　　5
完全赞同 很赞同 部分赞同 很不赞同 完全不赞同

7. 医生鼓励您吗？
(他的态度积极乐观，他很真诚，他态度积极地看待您的麻烦。)

　　　1　　　2　　　3　　　4　　　5
完全赞同 很赞同 部分赞同 很不赞同 完全不赞同

8. 医生用您可以理解的方式解释每个细节吗？
(他用非常清楚的语言回答您所有的问题，他向您传达足够的信息，不会让您感到不理解。)

　　　1　　　2　　　3　　　4　　　5
完全赞同 很赞同 部分赞同 很不赞同 完全不赞同

9. 医生帮助您找到治疗疾病的方法吗？
(他与您一起寻找改善您健康状况的方法，他鼓励您而不是在说教。)

　　　1　　　2　　　3　　　4　　　5
完全赞同 很赞同 部分赞同 很不赞同 完全不赞同

10． 医生与您共同制定治疗计划吗？
(他与您讨论可能的治疗方法，如果您愿意的话和您共同决定治疗方法，他不会忽略您的看法。)

　　　1　　　2　　　3　　　4　　　5
完全赞同 很赞同 部分赞同 很不赞同 完全不赞同

治疗满意度测量问卷(患者)

请对刚才医生对您的治疗做出评价,请您评价对治疗的总体印象。
每一问题有六个答案。

示例:
0	完全不成功/满意等
1	很不成功/满意等
2	不能算成功/满意等
5	接近成功/满意等
3	成功/满意等
4	完全成功/满意等

请打勾选择出最佳答案:

1. 您如何评价刚才的治疗?
完全不成功 | 0 | 1 | 2 | 5 | 3 | 4 | 完全成功

2. 您对刚才的治疗满意吗?
完全不满意 | 0 | 1 | 2 | 5 | 3 | 4 | 完全满意

3. 您认为您的医生理解您的困难(担忧)吗?
完全不理解 | 0 | 1 | 2 | 5 | 3 | 4 | 完全理解

4. 医生认真对待您的症状吗?
完全不认真 | 0 | 1 | 2 | 5 | 3 | 4 | 非常认真

5. 您的医生向您仔细解释过可能的病因吗?
完全没有 | 0 | 1 | 2 | 5 | 3 | 4 | 详细解释

6. 您同意医生对您病因的这个解释吗?
完全不同意 | 0 | 1 | 2 | 5 | 3 | 4 | 完全同意

7. 医生接受您个人对病因和治疗的看法吗?
完全没有接受 | 0 | 1 | 2 | 5 | 3 | 4 | 完全接受

8. 您是否觉得医生和您在您的病情及治疗上有相同的看法?
完全不相同 | 0 | 1 | 2 | 5 | 3 | 4 | 完全相同

9. 医生在制定治疗计划时,是否也考虑了您的观点和看法?
完全没有 | 0 | 1 | 2 | 5 | 3 | 4 | 完全包括

ka

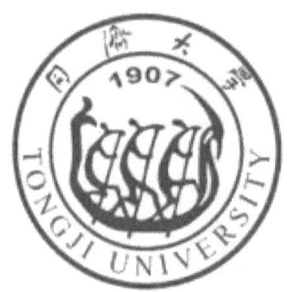
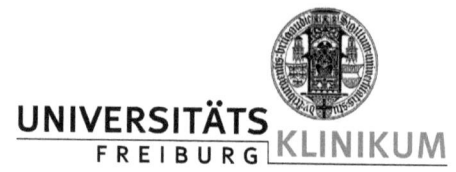

T2 组
医 生
(Doctor)

致医生

尊敬的各位医生：

医患沟通是诊断及治疗的基础，我们将对医患双方如何进行疾病观念的沟通交流，及就诊结束后患者的满意度及治疗依从性进行研究。

本研究为德国弗莱堡大学心身医学科与同济大学附属同济医院、东方医院心身医学科、妇产科、神经内科、中医科的合作项目。我们的研究对象为，具有医学上难以解释的躯体症状的门诊患者。我们真诚地希望您完成以下问卷。

注意：患者必须为具有至少6个月以上的医学上难以解释躯体形式障碍患者。

我们对您的合作表示衷心感谢！

治疗满意度测量问卷（医生）

请您对给予患者的治疗做出评价，请您评价对治疗的总体印象。每一问题有六个答案。

示例： **0** 完全不成功/满意等　　**3** 接近成功/满意等

　　　1 很不成功/满意等　　**4** 成功/满意等

　　　2 不能算成功/满意等　　**5** 完全成功/满意等

请打勾选择出最佳答案：

1. 您如何评价最近6个月的诊疗活动？

   完全不成功　| 0 | 1 | 2 | 3 | 4 | 5 |　完全成功

2. 您对最近6个月的诊疗活动满意吗？

   完全不满意　| 0 | 1 | 2 | 3 | 4 | 5 |　完全满意

3. 您如何评价目前的诊疗活动？

   完全不成功　| 0 | 1 | 2 | 3 | 4 | 5 |　完全成功

4. 您对目前的诊疗活动满意吗？

   完全不满意　| 0 | 1 | 2 | 3 | 4 | 5 |　完全满意

5. 您觉得您的患者会在多大程度上认为您理解了他？

   患者认为我完全不理解他　| 0 | 1 | 2 | 3 | 4 | 5 |　患者认为我完全理解他

6. 您认为，患者认为您认真对待他的症状吗？

   患者完全不这样认为　| 0 | 1 | 2 | 3 | 4 | 5 |　患者认为我非常认真对待

7. 您向患者详细解释过他的症状来源吗？

   完全没有　| 0 | 1 | 2 | 3 | 4 | 5 |　非常详细

8. 您认为患者会同意您的这个解释吗?

   完全不会 | 0 | 1 | 2 | 3 | 4 | 5 | 完全同意

9. 您是否接受患者关于他的病因及治疗的观点并认真对待?

   完全没有 | 0 | 1 | 2 | 3 | 4 | 5 | 非常认真

10. 在多大程度上您认为,在您和患者讨论他的疾病和治疗时,你们有相同的看法?

    完全没有 | 0 | 1 | 2 | 3 | 4 | 5 | 非常认真

11. 在您制定诊疗计划时,您觉得您是否把患者的观点也纳入其中?

    完全没有 | 0 | 1 | 2 | 3 | 4 | 5 | 完全有

12. 您在多大程度上理解患者的情感状态?

    完全不能 | 0 | 1 | 2 | 3 | 4 | 5 | 非常能共情

13. 在多大程度上您询问了患者的负担,例如工作中或家庭中的压力?

    完全没有 | 0 | 1 | 2 | 3 | 4 | 5 | 非常仔细

病因及治疗（医生）

我们想知道您是如何考虑患者的病因，仅只您的个人观点。下表列出可能的病因，请打勾选择代表不同程度同意或否定的选项。

		肯定不是	不是	也许	是	肯定是
C1	压力及担心					
C2	家族遗传					
C3	细菌或病毒					
C4	营养及饮食习惯					
C5	意外事故或倒霉					
C6	以前接受的糟糕治疗					
C7	环境污染或环境中有毒物质					
C8	他（她）的行为习惯					
C9	他（她）的生活态度，例如对于生活的悲观想法					
C10	家庭矛盾或者因为担心家里情况导致疾病					
C11	过度劳累					
C12	情绪问题，例如，情绪低落，孤独，恐惧，空虚					
C13	年龄增长					
C14	酒精					
C15	吸烟					
C16	事故或受伤					
C17	他（她）的个性					
C18	免疫功能发生变化					

请您列出您认为最重要的三个病因，
最重要的病因为：

1. _____
2. _____
3. _____

您目前的诊断：_____
请您列出您的治疗计划（例如止痛药，抗生素，心理治疗，针灸等）：
_____

_____

衷心感谢您的合作！

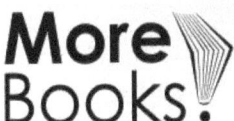
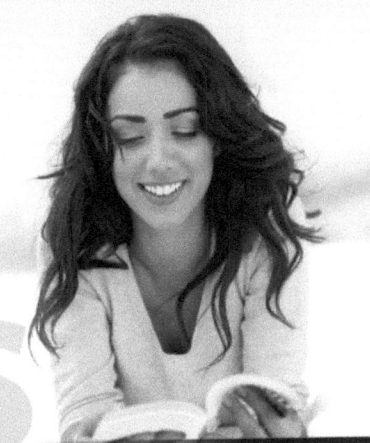

I want morebooks!

Buy your books fast and straightforward online - at one of world's fastest growing online book stores! Environmentally sound due to Print-on-Demand technologies.

Buy your books online at
www.morebooks.shop

Kaufen Sie Ihre Bücher schnell und unkompliziert online – auf einer der am schnellsten wachsenden Buchhandelsplattformen weltweit! Dank Print-On-Demand umwelt- und ressourcenschonend produziert.

Bücher schneller online kaufen
www.morebooks.shop

KS OmniScriptum Publishing
Brivibas gatve 197
LV-1039 Riga, Latvia
Telefax: +371 686 204 55

info@omniscriptum.com
www.omniscriptum.com

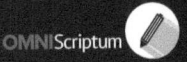

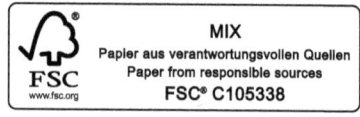

Printed by Books on Demand GmbH, Norderstedt / Germany